Tilman Niemeyer
**Kleiner Psychotherapieführer**
Grundlagen und Methoden

Ausführliche Informationen zu jedem unserer lieferbaren und geplanten Bücher finden Sie im Internet unter ↗ http://www.junfermann.de. Dort können Sie unseren Newsletter abonnieren und sicherstellen, dass Sie alles Wissenswerte über das Junfermann-Programm regelmäßig und aktuell erfahren. – Und wenn Sie an Geschichten aus dem Verlagsalltag und rund um unser Buch-Programm interessiert sind, besuchen Sie auch unseren Blog: ↗ http://blogweise.junfermann.de.

TILMAN NIEMEYER

# KLEINER PSYCHOTHERAPIEFÜHRER

## GRUNDLAGEN UND METHODEN

Praktischer Wegweiser zur geeigneten Therapie

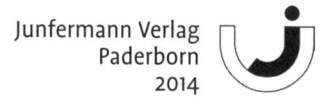

Junfermann Verlag
Paderborn
2014

| | |
|---|---|
| Copyright | © Junfermann Verlag, Paderborn 2014 |
| Coverfoto | © fotovika – fotolia.com |
| Covergestaltung / Reihenentwurf | Christian Tschepp |
| Satz | JUNFERMANN Druck & Service, Paderborn |

Alle Rechte vorbehalten.
Das Werk einschließlich aller seiner Teile ist urheberrechtlich geschützt.
Jede Verwendung außerhalb der engen Grenzen des Urheberrechtsgesetzes ist ohne Zustimmung des Verlages unzulässig und strafbar.
Dies gilt insbesondere für Vervielfältigungen, Übersetzungen, Mikroverfilmungen und die Einspeicherung und Verarbeitung in elektronischen Systemen.

Bibliografische Information der Deutschen Nationalbibliothek
Die Deutsche Nationalbibliothek verzeichnet diese Publikation in der Deutschen Nationalbibliografie; detaillierte bibliografische Daten sind im Internet über http://dnb.d-nb.de abrufbar.

ISBN 978-3-95571-014-9

*Dieses Buch erscheint parallel als E-Book (ISBN 978-3-95571-015-6).*

Meiner Therapeutin gewidmet

**Anmerkung**

Medizin, Psychotherapie und auch die gesetzlichen Regelungen unterliegen einem fortwährenden Entwicklungsprozess, sodass alle diesbezüglichen Angaben immer nur dem Wissensstand zum Zeitpunkt der Drucklegung entsprechen können. Unstimmigkeiten sollten bitte – im allgemeinen Interesse – dem Verlag mitgeteilt werden.

Die angegebenen Empfehlungen zur Therapie wurden mit größtmöglicher Sorgfalt erstellt, gleichwohl werden die Benutzer aufgefordert, sich gegebenenfalls individuell beraten zu lassen. Jede Psychotherapie ist im Zusammenhang mit der jeweiligen Diagnose und der angewandten Methode zu sehen, sodass verbindliche Aussagen zur Durchführung der Therapie sowie über Dauer, Leistungen und Kosten ausschließlich im persönlichen Gespräch mit Ihrer Therapeutin bzw. Ihrer Krankenkasse geklärt werden können. Der Benutzer bleibt selbst verantwortlich für jede diagnostische oder therapeutische Anwendung.

Der Autor gehört keiner Glaubensrichtung an und fühlt sich auch keiner solchen Bewegung zugehörig oder verpflichtet.

# Inhalt

**Vorwort** – „Das Herz hat seine Gründe …" ................................. 11

## 1. Einführung
1.1 Was ist Psychotherapie? ................................................... 13
1.2 Wann sollte ich mir überlegen,
 eine Psychotherapie aufzunehmen? ................................. 14
1.3 Was passiert in einer Psychotherapie? ............................. 16
1.4 Woran merke ich, dass die Therapie erfolgreich ist? ....... 17
1.5 Welche Faktoren führen zum Erfolg einer Psychotherapie? ... 19
1.6 Wer übt Psychotherapie aus und wie? –
 Ein Ausblick auf die folgenden Kapitel ........................... 20
1.7 Ein paar Worte zur Klärung von Begrifflichkeiten .......... 21

## 2. Methoden
2.1 Zum Begriff der Methode ................................................ 23
2.2 Psychoanalyse .................................................................. 24
2.3 Analytische Psychotherapie ............................................. 26
2.4 Individualpsychologische Psychotherapie ....................... 28
2.5 Tiefenpsychologisch fundierte Psychotherapie ............... 29
2.6 Verhaltenstherapie ........................................................... 29
2.7 Klientenzentrierte Psychotherapie
 (Gesprächspsychotherapie) .............................................. 31
2.8 Gestalttherapie ................................................................. 32
2.9 Hypnotherapie ................................................................. 33
2.10 Systemische Therapie ...................................................... 35
2.11 Transaktionsanalyse ......................................................... 37
2.12 Bioenergetik ..................................................................... 38
2.13 Konzentrative Bewegungstherapie .................................. 40
2.14 Pesso-Therapie ................................................................. 40
2.15 Hakomi-Therapie ............................................................. 41
2.16 Tonfeldtherapie ................................................................ 42
2.17 Psychotherapeutische Techniken .................................... 43
2.18 Resümee ............................................................................ 51

## 3. Die Welt der Psyche

| | | |
|---|---|---:|
| 3.1 | Zum Begriff der Psyche | 55 |
| 3.2 | Psychosomatik – die Wechselwirkung von Psyche und Körper | 56 |
| 3.3 | Körper und Gene – wie viel ist festgelegt, wie viel können wir verändern? | 60 |
| 3.4 | Bindungserfahrung und ‚Arousal' – die Bedeutung frühkindlicher Erfahrungen | 62 |
| 3.5 | Psychotraumatologie – die Wissenschaft von den Folgen psychischer Verletzungen | 65 |
| 3.6 | Implizites Gedächtnis und neuronale Netze – wie Gefühle unser Handeln bestimmen | 69 |
| 3.7 | Neurosen, Psychosen – und wie sie das Verhältnis zu unserer Umgebung bestimmen | 74 |
| 3.8 | Sinn und Beziehung | 75 |
| 3.9 | Wie wir lernen und wann Psychotherapie wirkt | 77 |
| 3.10 | Resümee | 82 |

## 4. Therapeutisch Tätige

| | | |
|---|---|---:|
| 4.1 | Zum Begriff des Psychotherapeuten | 85 |
| 4.2 | Approbation oder Heilpraktikererlaubnis – und die Folgen | 87 |
| 4.3 | Ärztliche Psychotherapeuten | 89 |
| 4.4 | Psychologische Psychotherapeuten | 91 |
| 4.5 | Heilpraktiker | 92 |
| 4.6 | Beratung und Coaching | 95 |
| 4.7 | Österreich | 96 |
| 4.8 | Schweiz | 97 |
| 4.9 | Zuerst zum Arzt oder gleich zur Psychotherapeutin? | 99 |
| 4.10 | Psychotherapie oder Psychopharmaka (oder beides)? | 101 |
| 4.11 | Resümee | 103 |

## 5. Die Welt der Kassen

| | | |
|---|---|---:|
| 5.1 | Ein Riss geht durch den Berufsstand: die Kassenzulassung | 105 |
| 5.2 | Was wirkt: die Methode oder der Therapeut? | 106 |
| 5.3 | Die richtige Methode finden: aufgrund der Diagnose oder der Passung? | 108 |

| | | |
|---|---|---|
| 5.4 | Was die Krankenkassen bezahlen ....................................... | 110 |
| 5.5 | Was die Krankenkassen bezahlen *müssen* – das Kostenerstattungsverfahren ........................................... | 113 |
| 5.6 | Österreich ............................................................................ | 115 |
| 5.7 | Schweiz ................................................................................ | 117 |
| 5.8 | Resümee .............................................................................. | 119 |

| | | |
|---|---|---|
| **6.** | **Therapie** | |
| 6.1 | Vielfalt als Chance – die passende Therapieform ............... | 123 |
| 6.2 | Vielfalt als Chance – die passende Therapiemethode ........ | 125 |
| 6.3 | Weitere Kriterien, die eine Rolle spielen ............................. | 127 |
| 6.4 | Auswahl und Kontaktaufnahme .......................................... | 130 |
| 6.5 | Erstgespräch und probatorische Sitzungen ........................ | 132 |
| 6.6 | Im Verlauf der Therapie – beabsichtigte und unbeabsichtigte Nebenwirkungen ....................................... | 135 |
| 6.7 | Ein Wort zu: Missbrauch in der Therapie ............................ | 138 |
| 6.8 | Die Dauer und das Ende der Therapie ................................. | 140 |

| | |
|---|---|
| **Schlusswort** – „Der Weg verläuft von hier zu dir …" ............... | 143 |
| Dank ................................................................................................ | 147 |
| Literaturverzeichnis ...................................................................... | 149 |
| Tipps zum Weiterlesen .................................................................. | 159 |
| Glossar zum Entschlüsseln von Praxisschildern ....................... | 163 |
| Register ........................................................................................... | 169 |

# Vorwort | „Das Herz hat seine Gründe ..."

*„Das Herz hat seine Gründe, die die Vernunft nicht kennt."*

Blaise Pascal (1623–1662)

Angenommen, ich habe ein Problem, womöglich sogar eine Krise, und weiter angenommen, ich bin bereit, mich über die Möglichkeiten professioneller Hilfe zu informieren (was für viele Menschen an und für sich bereits eine Herausforderung ist; oftmals ist die Hemmung, sich helfen zu lassen, ja gerade Teil des Problems). Ich nehme also das Telefonbuch zur Hand, schaue auf Internetseiten oder stehe vor Praxisschildern – und sehe mich Geheimcodes gegenüber, die offenbar nur entschlüsseln kann, wer selbst ein entsprechendes Studium abgeschlossen hat.

Mache ich meine Therapie beim „Psychiater" oder beim „Psychoanalytiker"? Nehme ich die „Psychologische Psychotherapeutin", die „Dipl.-Psych." oder den „HP-Psych."? Und was bedeuten in dem Zusammenhang „Hypno-", „Gestalt-", und „Gesprächspsychotherapie"? (Ja reden denn die anderen nicht?) Was soll mir „PITT" und „EMDR", „DGVT" und „BDP" sagen? Wie will ich eine Entscheidung treffen, wenn ich nicht weiß, zwischen was ich überhaupt die Wahl habe? Und wenn es Unterschiede gibt (es gibt sie!), worin bestehen sie? Schließlich bieten doch *alle* die oben genannte Psychotherapie an, oder nicht? (Ja, das tun sie.)

Falls Sie sich also darin wiedererkennen und falls Sie dabei sind, sich dem Thema ‚Therapie' anzunähern, oder auch, wenn Sie einfach nur mehr über die Szene wissen wollen, dann sind Sie hier richtig. (Und auch wenn Sie Fachmann oder -frau sind, sind Sie natürlich herzlich eingeladen.) Dieses Buch soll Ihnen helfen, die Angaben auf all den Praxisschildern und Visitenkarten zu entschlüsseln, damit Sie als Klientin oder Klient nicht auf gut Glück in die nächstbeste Praxis laufen, sondern eine *bewusste* Wahl treffen können, noch bevor Sie den ersten Kontakt aufnehmen. Und da die Themen ‚Psychotherapeutische Methode' und ‚Kassenzulassung' in Deutschland untrennbar miteinander verbunden, um nicht zu sagen „verknotet" sind, bringen wir nebenbei noch Licht in das Dunkel, warum Ihre Krankenversicherung im einen Fall zahlt, in einem anderen aber nicht.

Begründet wird diese unterschiedliche Handhabe der Krankenkassen mit der Wirksamkeit der jeweiligen Methode bezogen auf die jeweilige

Diagnose. Im Falle einer Depression wird man also vornehmlich hierhin geschickt, mit einer Zwangsstörung dorthin und, um eine Raucherentwöhnung zu machen, wiederum woandershin. – Umgekehrt ist man sich in Fachkreisen aber weitgehend einig, dass die Beziehung zwischen Klientin und Therapeutin weitaus größere Auswirkungen auf das Gelingen der Therapie hat als die jeweilige Methode. Die Regelungen, warum unsere Krankenversicherung die eine Therapie bezahlt, eine andere aber nicht, sind also etwas „schizophren". Deswegen habe ich mich bemüht, sowohl unterschiedliche therapeutische Methoden als auch die verschiedenen Berufe möglichst unvoreingenommen darzustellen. Denn diese Merkmale sagen ja auch etwas über den Therapeuten oder die Therapeutin aus; insbesondere mit welcher Methode er oder sie arbeitet, verrät uns etwas über die Person selbst. Auf diese Weise mag die Kenntnis Ihrer „Lieblingsmethode" ein erster Schritt sein, dorthin zu finden, wo Ihnen am besten weitergeholfen werden kann.

Alle diese Methoden wurden entwickelt, um uns das Leben leichter zu machen oder, andersherum gesagt: um verändern zu können, was uns das Leben schwermacht. Auf diesem Weg stellt uns Psychotherapie immer auch die spannende und aufregende Frage: *Wer bin ich?* – „Sind" wir diejenigen, zu denen uns das Leben gemacht hat? Gehören auch sogenannte „krankhafte Störungen" zum Ich? Auch dann, wenn sie lediglich eine Strategie waren, um in der Vergangenheit auch unter ungünstigen Umständen bestehen zu können? Wenn diese Verhaltensmuster zwar das Überleben gesichert, aber die Persönlichkeit nachhaltig verändert haben, wenn sie das weitere Leben beeinflussen und zur Realität werden lassen, „wer wir sind", gehören sie dann deswegen zu „uns"?

Ich meine Ja und Nein. Natürlich „sind wir, wer wir sind". Vor allem aber meine ich, dass wir ein Recht darauf haben, uns von solchen Eigenschaften auch wieder zu befreien und ein wenig mehr *zu dem zu werden, der wir sein könnten*. Und mein Hauptargument dafür, dieses Wagnis auch einzugehen, ist eines, dessen Wahrheitsgehalt man vermutlich leichter mit dem Herzen als mit dem Kopf verstehen kann: „Leben" ist etwas ganz anderes als „Überleben".

Eben dabei kann Psychotherapie helfen: derjenige zu werden, der wir sein könnten, und: zu leben. Falls Sie dieses Bedürfnis in sich spüren, dann wünsche ich Ihnen von Herzen, dass die Übung gelingt.

*T. N.*
Tübingen, im Dezember 2013

# 1. Einführung

> „Es gehört viel dazu, ein Schicksal zu ändern. Dieses Schicksal muss unerträglich geworden sein. Und wenn es erträglich ist, dann ist es noch schlimmer."
>
> Jean Paul Sartre (1905–1980)

## 1.1 Was ist Psychotherapie?

„*Psychotherapie steht als Oberbegriff für alle Formen psychologischer Verfahren, die ohne Einsatz medikamentöser Mittel auf die Behandlung psychischer und psychosomatischer Krankheiten, Leidenszustände oder Verhaltensstörungen zielen. Dabei finden psychologische, d. h. wissenschaftlich fundierte Methoden verbaler und nonverbaler Kommunikation systematische Anwendung.*"

(Wikipedia, 7.3.2012)

Also noch mal langsam:
- Es werden psychische und psychosomatische (also: leib-seelische) Leiden behandelt;
- dabei werden keine Medikamente eingesetzt (unterstützend manchmal doch, bei Depressionen ist das z. B. oft der Fall; aber die Gabe der Medikamente fällt dann eben nicht in den Bereich der ‚Psychotherapie', sondern findet als ‚Pharmakotherapie' begleitend statt);
- die Behandlung findet statt, indem systematisch kommuniziert wird, und zwar mittels wissenschaftlich fundierter Methoden.

Diese „systematische Kommunikation" kann, je nach psychotherapeutischer Schule, unterschiedlich aussehen. Bei der klassischen Psychoanalyse zum Beispiel redet vor allem der Klient, die systemische Psychotherapie bezieht oft Partner und Familienmitglieder mit ein und Methoden aus dem Bereich der Körperpsychotherapie arbeiten auch mit der körperlichen Erfahrung, um psychische Leiden zu behandeln (nicht zu verwechseln mit Methoden der *Physio*-Therapie, wie z. B. Massage).

Womöglich ist die wörtliche Übersetzung des Begriffs ja nicht nur kürzer, sondern auch verständlicher: Psycho-Therapie ist *die Pflege der Seele*.

## 1.2 Wann sollte ich mir überlegen, eine Psychotherapie aufzunehmen?

Besondere Umstände wie der Verlust des Arbeitsplatzes, eine schwere körperliche Krankheit oder der Tod eines geliebten Menschen können jeden von uns in eine Krise führen. Die Frage ist, ob und wie es gelingt, uns aus Krisen zu befreien, und wie wir mit ihnen umgehen.

Nur selten ist der Zeitpunkt, wann es ratsam ist, eine Therapie aufzunehmen, so ganz klar zu bestimmen. Meistens gibt es eine Grauzone und es verhält sich wie bei einer Unternehmensinsolvenz, der sogenannten „Bankrotterklärung", auch: dass nämlich der Moment, in dem nichts mehr geht, eher zu spät als zu früh erkannt wird („Wieso? Es geht doch noch ..."). Vielleicht sehen Sie klarer, ob dieser Punkt für Sie erreicht ist, wenn Sie sich die folgenden Sätze ansehen (nach PsyOnline.at, ÖBVP, 2009, und Piontek, 2009) und dabei darauf achten, ob und wie sehr Sie sich von der Aussage jeweils betroffen fühlen:

- So kenne ich mich nicht! Ich fühle mich schon seit einigen Wochen anders als sonst und kann es mir nicht erklären.
- Anderen ist diese Veränderung an mir auch schon aufgefallen.
- Ich kann meine täglichen Aufgaben nur noch mit Mühe erledigen.
- Ich fühle mich krank oder habe Schmerzen, obwohl mich der Arzt für organisch gesund erklärt hat oder medizinische Befunde keine ausreichende Erklärung dafür bieten.
- Seit längerer Zeit halte ich mich nur noch mit Aufputsch-, Beruhigungs- oder Schlafmitteln (Psychopharmaka) aufrecht.
- Ohne ersichtlichen Grund bekomme ich rasendes Herzklopfen und Angst, dass ich sterben muss.
- Ich mache mir ständig Sorgen oder habe Ängste, die mich belasten oder einschränken (z. B. vor dem Kontakt mit meinen Mitmenschen, vor Autoritäten, vor großen Plätzen, vor engen Räumen, vor Prüfungen).
- Es plagen mich oft Gedanken, über die ich mit niemandem zu sprechen wage (z. B. Scham- und Schuldgefühle, Hassgefühle, Unzulänglichkeitsgefühle, das Gefühl, verfolgt oder fremdbestimmt zu werden).
- Ich fühle mich antriebs- und lustlos, erschöpft oder ständig überfordert.
- Ich kann oft nicht einschlafen oder wache regelmäßig mitten in der Nacht auf bzw. ich schlafe zu viel.
- Ich bin oft niedergeschlagen und habe keine Freude am Leben.

- Ich bin traurig und vereinsamt.
- Ich befinde mich in einer belastenden Umbruchsituation, die für mich schwer zu bewältigen ist (z. B. Unfall, schwere Krankheit, Arbeitslosigkeit, Trennung, Todesfall im nahen Umfeld).
- Ich denke manchmal an Selbstmord.
- Ich fühle mich oft unverstanden und habe das Gefühl, die ganze Welt ist gegen mich.
- Ich lebe in einer Beziehung, die mich sehr belastet.
- Ich fühle mich durch meine Kinder dauerhaft überfordert.
- Ich bin oft gereizt, aggressiv oder wütend.
- Ich habe wiederkehrend große Probleme im Kontakt mit anderen Menschen; ich möchte meine Beziehungen verbessern und brauche dazu Rückmeldungen über meine Stärken und Schwächen.
- Ich bin süchtig (z. B. nach Alkohol, anderen Drogen, Essen, Hunger, Liebe, Spielen).
- Ich fühle mich innerlich gezwungen, ständig dasselbe zu denken oder zu tun, obwohl dies mein Leben sehr einengt (z. B. zwanghaftes Waschen, Absperren, Grübeln).
- Ich sollte meine Fähigkeiten besser ausschöpfen und weiß nicht wie.
- Ich vermeide es, bestimmte Dinge zu tun, die ich gerne tun würde.
- Ich komme mit meiner Sexualität nicht zurecht.
- Ich habe Angst vor Entscheidungen, und das quält mich.
- Mir ist das alles egal.

Oder, sofern es nicht um Sie selbst, sondern um Ihr Kind geht:
- Mein Kind zeigt Verhaltensauffälligkeiten oder hat psychosomatische Probleme.
- Mein Kind reagiert oft aggressiv oder ist oft traurig und zieht sich zurück.
- Mein Kind hat Angst vor der Schule bzw. Lern- und Konzentrationsschwierigkeiten.

Sie sehen, es gibt viele und ganz verschiedene Umstände, die dafür sprechen können, eine Psychotherapeutin oder einen Psychotherapeuten aufzusuchen. Und falls Sie sich in einer (oder mehreren) der oben genannten Aussagen wiedererkennen, sind Sie jedenfalls nicht allein.

Unter Therapeuten gilt die Faustregel: Etwa ein Drittel der Bevölkerung hat akute Probleme, die einer kurzfristigen oder längerfristigen psychotherapeutischen Unterstützung bedürfen (oft kommt es allerdings nicht dazu, weil „eine Therapie zu machen" häufig immer noch mit Scham besetzt ist; oder, wenn die Bereitschaft dazu da ist, weil kein freier Therapieplatz zu bekommen war). Ein zweites Drittel fühlt sich den auftauchenden Problemen zwar grundsätzlich gewachsen, aber eine zumindest kurzfristige psychotherapeutische Begleitung könnte trotzdem helfen, einen auf lange Sicht konstruktiven Umgang damit zu finden. Und ein weiteres Drittel schließlich ist „beschwerdefrei" und mit Hilfe des jeweiligen Umfelds (Familie, Freunde) im Allgemeinen in der Lage, auf Probleme angemessen zu reagieren. Ausschlaggebend sind jedoch der persönliche Leidensdruck und die Vermutung, dass der Zustand, unter dem Sie leiden, eine seelische Ursache hat.

Auch wenn der Übergang oftmals fließend ist: Ein ebenso triftiger Grund kann natürlich der elementare Wunsch sein, der persönlichen Entwicklung einen Schub zu verleihen. Vielleicht macht es Ihnen die Entscheidung ja auch leichter, wenn Sie eine Vorstellung davon bekommen, was Sie in einer Psychotherapie erwartet.

## 1.3  Was passiert in einer Psychotherapie?

In einer Psychotherapie versuchen Klient und Therapeut zusammen zu erreichen, dass der Klient sein Verhalten dahingehend verändert, dass es ihm besser geht. Und in vielen (aber nicht allen) Methoden gehört dazu auch, den tieferen Ursachen für das persönliche Leiden auf die Spur zu kommen.

Viele Unannehmlichkeiten und auch Schicksalsschläge gehören zum Leben. Sie sind in diesem Sinn keine individuellen Erlebnisse, denn sie „können jedem von uns passieren". Mit Trennung, Krankheit und Tod werden wir alle in unserem Leben konfrontiert, früher oder später. Aber wie wir darauf reagieren, wie wir damit umgehen und wie sehr wir darunter leiden, das ist höchst individuell. So verschieden, wie die aktuellen Lebensumstände sind: die Partnerschaft, das freundschaftliche Beziehungsnetz, das Eingebundensein in private und berufliche Kontakte und Verpflichtungen. Und so verschieden, wie die jeweiligen Lebenswege bis dorthin gewesen sind.

Es spricht vieles dafür, dass wir diese ganz persönliche Art und Weise, wie wir mit dem Leben, mit anderen Menschen und auch wie wir mit uns selbst umgehen, hauptsächlich in der frühen Kindheit *erlernt* haben. Wir sind, zumindest zu einem großen Teil, eben nicht so geboren, sondern das Leben hat uns geprägt, von früh an. Für außerordentliche Ereignisse, wie körperlichen oder seelischen Missbrauch, Kriegserlebnisse, Vertreibung, gilt das natürlich umso mehr!

Eine große Anzahl psychotherapeutischer Methoden setzt nun genau da an: Welche „Lehren" hat uns das Leben beigebracht? Welche Konsequenzen haben wir aus diesen frühen oder auch späteren Erfahrungen gezogen? Mit welcher Vorerfahrung und mit welchen Überzeugungen begegnen wir unserem Leben heute? Und welche Auswirkungen hat das auf die Beziehungen, die wir haben, wenn wir im *Hier und Jetzt* so reagieren, wie wir es *damals* gelernt haben? Letztlich sind die meisten Verhaltensweisen Strategien, um das zu bekommen, was wir am meisten brauchen: Beziehungen, in denen Nähe und Wärme ausgetauscht werden. Oder es sind Strategien, um damit zurechtzukommen, dass wir das, was wir so sehr brauchen, nicht bekommen.

Die therapeutische Beziehung unterscheidet sich von anderen Beziehungen vor allem dadurch, dass der Therapeut seine eigenen Bedürfnisse zurückstellt und mit professionellem Wissen und erprobten Techniken gestaltend Einfluss nimmt. So wird zum Beispiel gefördert, dass allgemein eher negativ erlebte Gefühle wie Trauer, Enttäuschung oder Wut Raum bekommen, wenn sie bislang unterdrückt wurden. Oder es kann gelingen, dass positiv erlebte Gefühle wie Stolz und Selbstbewusstsein endlich ausgekostet werden dürfen, wenn man sie sich bislang nicht erlauben konnte.

Unter den richtigen Bedingungen kommt es in einer Psychotherapie zu anderen Erfahrungen als denen, die uns zu dem gemacht haben, der wir heute sind – und der sich Problemen gegenübersieht, die damit doch irgendwie zu tun haben. In dem geschützten Rahmen einer Therapie können Veränderungen ausprobiert werden, ehe sie sich in der Welt draußen bewähren müssen. So kann Therapie Entwicklung fördern und uns dabei helfen, bestehende Leiden zu mindern und die Lebensqualität zu erhöhen.

## 1.4 Woran merke ich, dass die Therapie erfolgreich ist?

Eine Eigenschaft sogenannter „psychischer Störungen" ist, dass sie unsere *Wahrnehmung der Realität* einschränken (wir erleben z. B. am anderen nur noch seine Wut, nicht, dass er uns auch liebt) und dass sie unsere *Handlungsmöglichkeiten* einschränken („Ich kann ja doch nichts tun ...").

Psychotherapie erweitert, wenn sie gelingt, unsere Wahrnehmung, sodass andere wieder mehr wahrgenommen werden können, „wie sie sind", und weniger, „wie wir sie sehen wollen". Manchmal malen wir uns andere schön, manchmal sehen wir in anderen auch nur das Schlechte – die Wahrheit ist in der Regel, dass der andere sowohl gute als auch weniger gute Seiten hat, so wie wir selbst auch.

Psychotherapie erweitert, wenn sie gelingt, unsere Handlungsmöglichkeiten, sodass wir nicht mehr „nur genau so" handeln *müssen*, sondern „so oder anders" handeln *können*. Nur wenn wir flexibel reagieren können, sind wir in der Lage, auf gute wie schlechte Seiten einer sich ständig verändernden Umwelt *angemessen* zu reagieren.

Erfolgreich war die Therapie dann, wenn der Klient mit Schwierigkeiten, wie sie uns in einem „durchschnittlichen" Leben nun mal begegnen, auch ohne Hilfe des Therapeuten zurechtkommt. Wenn Sie
- an den Punkt kommen, dass Sie neue Einsichten gewinnen, wie „es dazu hat kommen können",
- andere Gewohnheiten entwickeln (indem z. B. Dinge, die Sie „immer" getan haben, für Sie jetzt weniger bedeutsam sind),
- andere Verhaltensmuster an sich entdecken (z. B. mit Menschen streiten, mit denen Sie früher nie gestritten haben; oder umgekehrt sich Menschen zugeneigt fühlen und Verständnis für Verhaltensweisen haben, über die Sie früher nur den Kopf schütteln konnten),
- für sich selbst mehr Mitgefühl und Liebe empfinden,
- sich weniger allein fühlen (aber auch nicht mehr so „anders als die anderen", so „besonders"),
- sich weniger hilflos oder gar ausgeliefert fühlen (und falls doch, Sie sich dann Hilfe holen können),
- weniger Ängste haben, was alles passieren könnte,
- schöne Momente wirklich genießen können und
- wenn es mal nicht so klappt, wie es soll, Sie den Ärger, die Wut oder die Enttäuschung zwar wahrnehmen, sich dann aber auch selbst wieder beruhigen können,

dann haben Sie womöglich eine geglückte Psychotherapie durchlaufen.

Diese Punkte weisen freilich auch darauf hin, wo die „Gefahren" einer geglückten Therapie liegen: Wenn Sie nicht wollen, dass sich etwas ändert, dann sollten Sie vielleicht besser keine Therapie machen. Therapie begünstigt, wenn sie gelingt, *Veränderung* und *Entwicklung*. Davor Angst zu haben ist „normal". Und wenn sie sich bewusst dagegen entscheiden, dann ist auch das zu respektieren.

## 1.5 Welche Faktoren führen zum Erfolg einer Psychotherapie?

Ein Anruf bei der besten Freundin kann eine große Hilfe sein, auch wenn sie keine Psychotherapeutin ist. Umgekehrt gibt es Therapien, die, womöglich über Jahre hinweg, keine größere Wirkung entfalten als der regelmäßige Plausch mit einem geschätzten Kollegen. Und als dritte Möglichkeit mag sich eine psychotherapeutische Sitzung wie ein „Gespräch unter Freunden" anfühlen, und dahinter steckt aber gezieltes Fachwissen und eine Menge an unbezahlbarer Erfahrung. (Ja sogar gerade dann: Die beste Therapie ist es doch, wenn wir unsere eigene Lösung gefunden haben, und nicht, wenn uns mal wieder jemand *seine* Lösung aufs Auge gedrückt hat.) Was also ist ausschlaggebend für das Gelingen von Psychotherapie?

Wenn man die verschiedentlich zitierten Ergebnisse der vergleichenden Wirksamkeitsforschung (Revenstorf, 2008; Tschuschke et al., 2009; Schiepek, 2009) wiederum zusammenfasst, lässt sich ganz grob sagen, dass:
- der Klient / die Klientin zu etwa 40 Prozent,
- Unterstützung aus dem Umfeld des Klienten / der Klientin zu etwa 35 Prozent,
- die Therapeutin / der Therapeut zu etwa 20 Prozent und
- die therapeutische Methode zu etwa 5 Prozent

am Erfolg einer Psychotherapie beteiligt sind. Daraus folgt zum einen: Die Hauptarbeit liegt bei Ihnen selbst. Die kann Ihnen auch keiner abnehmen, das ist nun mal so. Zum anderen, auch wenn das manche Therapeuten nicht gerne hören: Es ist weder der akademische Titel noch die therapeutische Methode, die maßgeblich zum Erfolg beitragen. Wenn die Chemie nicht stimmt, bestehen gute Aussichten darauf, dass es für alle Beteiligten nur eine weitere „anstrengende Beziehung" wird. Innerhalb einer Psychotherapie ist es *vor allem die vertrauensvolle und stabile Beziehung*, die es Klienten ermöglicht, sich auf den wackeligen Weg der Entwicklung zu machen. Das gilt „unabhängig von der therapeutischen Schule und unabhängig von der Diagnose" (Schiepek, 2009).

Und falls Sie sich nach einer Therapiestunde einmal fühlen sollten, als ob sie aus einem Schleuderwaschgang kommen – auch das gehört zur Therapie. Denn während sich neues und noch nicht erprobtes Verhalten entwickelt, geraten zwangsläufig alte Verhaltensmuster ins Wanken. Instabilität befördert den Wechsel, den Übergang von der alten in eine neue Ordnung, und damit: den Therapieerfolg.

## 1.6 Wer übt Psychotherapie aus und wie? – Ein Ausblick auf die folgenden Kapitel

Etwas unübersichtlich wird die Thematik dadurch, dass es „die eine" Psychotherapie nicht gibt, sondern es gibt viele und sehr verschiedene psychotherapeutische *Methoden*. Deswegen werden im folgenden Kapitel zunächst die verbreitetsten, aber auch ein paar weniger verbreitete Methoden vorgestellt. Wir schlagen einen Bogen von Sigmund Freuds Psychoanalyse bis zu neueren Methoden, die oftmals Weiterentwicklungen aus verschiedenen Vorläufern sind. Zum Abschluss des Kapitels werfen wir einen Blick auf besonders anschauliche psychologische *Modelle* und therapeutische *Techniken*, mit denen Psychotherapeuten und Psychotherapeutinnen arbeiten.

Um besser zu verstehen, wie und warum therapeutische Methoden wirken, wenden wir uns im 3. Kapitel der Funktionsweise der *Psyche* zu: Wie ist das mit der Psyche und dem Körper? Wie werden wir, wer wir sind, und welche Rolle spielen seelische Verletzungen dabei? Wie viel können wir daran ändern und: Was bedeutet das für die Psychotherapie? Wie die Wissenschaft sich diese komplexen Vorgänge derzeit erklärt, welche Rolle dabei Gehirn und Körper spielen und was eine Therapie wirksam macht, davon handelt dieses Kapitel.

Um Psychotherapie auch anwenden zu dürfen, muss man, neben der methodischen Ausbildung, auch eine *berufliche Erlaubnis* haben; erst das Erlernen einer Methode und die entsprechende Erlaubnis befähigen zur psychotherapeutischen Arbeit. Die Männer und Frauen, die psychotherapeutisch tätig sind, haben ganz unterschiedliche berufliche Ausbildungen durchlaufen: darunter sind Ärztinnen und Psychologen, Pädagogen, Sozialpädagoginnen und Heilpraktiker. Das 4. Kapitel beleuchtet diese verschiedenen Ausbildungen, die, zusammen mit der methodischen Ausbildung, zum Beruf der Psychotherapeutin oder des Psychotherapeuten führen.

Die Berufserlaubnis wie auch die Methode haben allerdings indirekt damit zu tun, ob die *Krankenkasse* die Kosten für eine Therapie übernimmt, denn die Krankenkassen bezahlen bei Weitem nicht jede angebotene Therapie (auch wenn das für sich genommen kaum etwas darüber aussagt, ob die einen oder die anderen Therapien helfen – oder eben nicht). Welchen Spielraum Sie für sich nutzen können, um Ihre Therapie zu bekommen, davon handelt das 5. Kapitel.

Das 6. und letzte Kapitel schließlich begleitet Sie auf dem Weg, „Ihren Therapeuten" oder „Ihre Therapeutin" zu finden. Hier wird noch einmal auf Kriterien eingegangen, hier finden Sie konkrete Hinweise zur Kontaktaufnahme, zum Erstgespräch, zu „Risiken und Nebenwirkungen" sowie zum Verlauf von *Psychotherapie*. Im Anschluss finden Sie noch *Lese-Tipps*, falls Sie das eine oder andere Thema vertiefen wollen, ein *Glossar*, in dem die auf Praxisschildern üblichen Kürzel erläutert werden, sowie ein ausführliches *Register*, mit dem Sie gezielt auf Stichworte und Fachbegriffe zugreifen können.

## 1.7 Ein paar Worte zur Klärung von Begrifflichkeiten

An dieser Stelle und bevor wir fortfahren, möchte ich noch ein paar Begriffe klären oder zumindest erläutern, wie und warum ich sie hier verwende.

Es ist schwer bis unmöglich, immer die richtigen Worte zu finden, die Betroffene nicht verletzen. So sehr es in der Geschichte ein Fortschritt war, von psychischen ‚Erkrankungen' zu sprechen (sie damit körperlichen Erkrankungen, vom Schnupfen bis zum Krebsgeschwür, gleichzustellen) und damit zu versuchen, ihnen das Stigma des Selbstverschuldeten zu nehmen, der Begriff *Erkrankung* scheint mir im Zusammenhang mit der Psyche in der Öffentlichkeit immer noch einen negativen Beigeschmack zu haben. Deswegen bevorzuge ich den Begriff ‚Störung'. Insbesondere drückt *Störung* für mich auch aus, dass es häufig Auslöser von außen sind, die ein System ins Wanken bringen, und dass es sich durchaus um ein zeitlich begrenztes Leiden handeln kann; eine „vorübergehende Störung" kennen wir vom Stromnetz, vom Telefon – warum also sollen die komplexen Abläufe, wie sie dem menschlichen Bewusstsein eigen sind, nicht auch einmal einer Störung unterliegen?

Ein vergleichbares Begriffspaar ist ‚Patient' und ‚Klient'. Der Begriff *Patient* stammt von dem Verhältnis her, das ein Arzt klassischerweise zu seinem Patienten hat (er heilt ihn – oder auch nicht) und bringt daher stärker ein bestehendes Abhängigkeitsverhältnis zum Ausdruck. Ein *Klient* dagegen kommt mit einem Anliegen zu jemand anderem, der zwar die Lösung selbst auch nicht kennt, der ihn aber in seinem Sinn bei der Lösungsfindung unterstützt (so wie sich z. B. ein Rechtsanwalt zwar in den Gesetzen auskennt, die Lösung für das Anliegen aber muss gemeinsam gefunden werden). Vom Klienten zu sprechen hat sich in vielen jüngeren

Methoden eingebürgert, nicht zuletzt um die Eigenverantwortung während des gesamten Prozesses zu betonen. Auch wenn ich großen Respekt vor den vielen Ärzten habe, die ihre Patienten „auf Augenhöhe" behandeln, und ich die gegebene Hierarchie in der therapeutischen Beziehung nicht verschleiern will, ich verwende hier gerne den Begriff Klient.

Für unser Thema zentrale Begriffe sind natürlich ‚Psyche' und ‚Seele': Während die *Psyche* neben dem Bewussten auch das Unbewusste umfasst, wird unter dem Begriff *Seele* oftmals zusätzlich auch das verstanden, was über den einzelnen Menschen hinausgeht und in eine spirituelle Dimension reicht. Obwohl dieser Unterschied ein gewaltiger sein kann, verwende ich Psyche und Seele hier überwiegend als gleichbedeutend.

Ein ebenso feinsinniger Unterschied besteht zwischen den Begriffen ‚Körper' und ‚Leib'. Unter dem *Körper* wird in der Regel mehr der biologische, mechanische oder chemische Aspekt unseres Körpers verstanden. Der Begriff *Leib* betont dagegen mehr, dass unser Körper der Teil unseres Wesens ist, mit dem wir in der Welt sind, mit dem wir Kontakt zu unserer Umwelt aufnehmen und Erfahrungen (auch und gerade: seelische) machen. Diesen Unterschied habe ich versucht zu beachten.

Zuletzt will ich ein in der deutschen Sprache immer wiederkehrendes Problem ansprechen: die Frage nach der *männlichen* und der *weiblichen* Form. Die an dieser Stelle so häufige Bemerkung, man habe zwar grundsätzlich die männliche Form gewählt, meine aber selbstverständlich Männer wie Frauen gleichermaßen, die kommt mir wie eine halbherzige Rechtfertigung vor, nur um dann doch wieder die zwar gewohnte, aber deswegen nicht weniger ungerechte Schreibweise in Anspruch zu nehmen. Die naheliegende Überlegung, stattdessen grundsätzlich die weibliche Schreibung zu wählen, betreibt dieselbe Ungerechtigkeit, nur umgekehrt. Und die Schreibweise, von KlientInnen und seinen/ihren Bedürfnissen zu sprechen, ist zwar korrekt, erleichtert aber die Lesbarkeit nicht. Auch wenn es gewohnheitsbedürftig ist, habe ich deshalb die männliche *oder* die weibliche Form verwendet. Es heißt also mal „Therapeutin" bzw. „Klientin" und dann wieder „Therapeut" bzw. „Klient" – wobei natürlich grundsätzlich Männer wie Frauen gleichermaßen gemeint sind.

Im Unterschied zu *Betonungen* und anderen „Hervorhebungen" sind ‚Fachbegriffe' (zumindest bei der ersten Nennung innerhalb eines Abschnitts) mit einfachen Anführungszeichen ausgezeichnet.

Nach diesen einführenden Worten: Sind Sie bereit? Beginnen wir also mit dem nächsten Abschnitt unserer Reise, den Methoden.

# 2. Methoden

*„Die Theorie bestimmt, was wir beobachten können."*
Albert Einstein (1879–1955)

## 2.1 Zum Begriff der Methode

Die therapeutische Methode sagt vermutlich am meisten darüber aus, worauf Sie sich einlassen, wenn Sie eine Psychotherapie aufnehmen. Nicht zuletzt hat ja auch Ihre Therapeutin sich für genau diese Methode entschieden, um tagein, tagaus damit zu arbeiten. Von diesen Methoden gibt es aber sehr viele und sehr verschiedene – gerade so, wie man sich auch mit einem öffentlichen Bus *oder* mit einem Fahrrad fortbewegen kann: Beides bringt Sie (hoffentlich) an Ihr Ziel, aber die Eindrücke auf der Fahrt werden jeweils sehr unterschiedlich sein.

Die hier vorgestellten Methoden stellen nur eine begrenzte Auswahl aus der unwahrscheinlich großen Menge der systematischen Behandlungsformen psychischer Störungen dar. (Einen beeindruckenden Überblick bietet der Wikipedia-Eintrag „Liste von Psychotherapie- und Selbsterfahrungsmethoden" im Internet.) Einige Methoden beziehen sich dabei, zumindest mehr oder weniger, auf eine gemeinsame Theorie, die ein Modell dafür anbietet, wie die Psyche funktioniert und wie man sie heilen kann. Solche „Methoden-Familien" werden dann auch psychotherapeutische ‚Verfahren' genannt (so gibt es z. B. das Psychodynamische, Verhaltenstherapeutische, Humanistische Verfahren). Die einzelnen Methoden einer solchen Familie unterscheiden sich dann hinsichtlich ihrer ‚Techniken' und ‚Interventionen', in denen das jeweilige *methodische Vorgehen* beschrieben wird, das eine professionelle Psychotherapie von einer Beratung oder einem freundschaftlichen Gespräch unterscheidet.

Ernstzunehmende Methoden erfordern eine wenigstens dreijährige Ausbildung und sind für die angehenden Therapeuten mit einem entsprechenden Maß an Selbsterfahrung verbunden. Nicht jede Methode, die „Analyse" oder „Therapie" im Namen trägt, erfüllt diese Bedingungen – aber alle hier vorgestellten Methoden erfüllen dieses Kriterium.

Die folgende Auswahl soll einerseits verbreitete Methoden berücksichtigen und andererseits beispielhaft auf weniger verbreitete, aber deswegen nicht weniger wirksame Methoden aufmerksam machen. Um die Methoden möglichst knapp zu beschreiben, greife ich Elemente, die mir wichtig und besonders markant erscheinen, heraus. Dadurch ist es gut möglich, dass ich andere Elemente, die in der Praxis ebenso große Bedeutung haben mögen, vernachlässige. Falls Sie sich von einer Therapiemethode angesprochen fühlen, empfehle ich, sich weitere Informationen zu besorgen. (Weiterführende Adressen werden am Ende des jeweiligen Abschnitts angegeben.)

Zudem werden die Methoden ständig weiterentwickelt, und häufig werden Techniken aus der einen Methode, wenn sie sich dort bewährt haben, in eine andere übernommen. So gibt es z. B. Analytiker, die auch systemisch arbeiten, Gestalttherapeutinnen, die auch körperpsychotherapeutische Techniken anwenden, und Verhaltenstherapeuten, die hypnotherapeutische Interventionen einsetzen. Gerade gute Therapeutinnen und Therapeuten lassen sich oft von anderen Methoden inspirieren und finden so ihren ganz eigenen Stil.

## 2.2 Psychoanalyse

Allzu oft in unserer Kulturgeschichte wurden diejenigen, die als „irre" oder „hysterisch" auffielen, aus der Gesellschaft ausgegrenzt. Häufig wurden die Kranken in Klöster abgeschoben, staatliche Fürsorge gab es kaum und einen rechtlichen Anspruch auf Hilfe schon gar nicht. „Verwirrtheit" war und ist oft damit verbunden, nicht (mehr) für den eigenen Lebensunterhalt sorgen zu können. Wenn die eigene Familie nicht für die Versorgung aufkommen konnte oder wollte, bedeutete die psychische Erkrankung zwangsläufig eine Existenz in Armut. In der Öffentlichkeit wurden „Irre-Sein" und „Armut" daher lange Zeit als dasselbe wahrgenommen. Erst im 18. Jahrhundert begannen fortschrittlichere staatliche Herrscher und medizinische Gelehrte im „Irrsinn" eine Krankheit zu sehen. So ist der 1784 in Wien erbaute Narrenturm wohl die erste psychiatrische Anstalt der westlichen Welt. Eine systematische Behandlungsform, eine Therapie für die Leidenden, gab es aber nicht.

Im 19. Jahrhundert fand in der Philosophie und in der Kunst die Ansicht zunehmend Verbreitung, dass es „unterhalb" des Bewusstseins eine tiefere Schicht geben müsse, die unser Handeln beeinflusst; allmählich wurde das *Unterbewusstsein* Objekt wissenschaftlichen Interesses. Unter anderen machte sich auch Sigmund Freud (1856–1939) daran, diese Zusammenhänge zu erforschen, der als Arzt im Wiener Allgemeinen Krankenhaus mit der Anatomie des Gehirns befasst war. Er unternahm Studienreisen nach Paris zu Jean-Martin Charcot (1825–1893), der die weltweit führende Kapazität auf dem Gebiet der ‚Hysterie' war, und nach Nancy, wo er sich bei Hippolyte Bernheim (1840–1919) über ‚Hypnose' informierte. Zusammen mit Josef Breuer (1842–1925) entwickelte Freud die „Rede-Kur".

Aus seinen Beobachtungen und eigenen Experimenten entwickelte Freud eine grundlegende Theorie, wie sich unser ‚Selbst' konstruiert. Er konstatierte die Existenz eines *Unbewussten*, das unsere Handlungen maßgeblich beeinflusst, sowie dass die menschliche Psyche aus drei verschiedenen Anteilen bestehe: aus ‚Es' (das Unbewusste), ‚Ich' (rationales Bewusstsein) und ‚Über-Ich' (übernommene Maßstäbe, Erziehung). Außerdem konstatierte er, dass es sowohl angeborene als auch erworbene *Triebe* gebe, die das grundlegende Motiv für menschliches Handeln darstellen. Er teilte die Kindheit in aufeinanderfolgende *Entwicklungsphasen*, die ‚orale' (erstes Lebensjahr), die ‚anale' (zweites und drittes Lebensjahr) und die ‚phallische Phase' (etwa vom vierten bis zum sechsten Lebensjahr), und nahm an, dass deren Verlauf für die Entwicklung des Charakters ausschlaggebend sei. Freud sah den Menschen in einem ständigen Ringen, die inneren Triebe zu unterdrücken oder ihnen zu gehorchen. Die herausragende Bedeutung, die Freud insbesondere dem ‚Sexualtrieb' und dem ‚Todestrieb' beigemessen hat, waren dabei von Anfang an ebenso revolutionär wie umstritten.

Aufgrund seiner Erfahrungen mit Klientinnen und Klienten war er überzeugt, dass sich das Unbewusste in Träumen und beim Erzählen von Erlebnissen und Gedanken (‚freies Assoziieren') von ganz alleine zeigt, wenn der Arzt dieses Material nur genau genug analysieren und „deuten" kann. Diesen Vorgang nannte er ‚Psychoanalyse'. Insbesondere wenn sich alte Verhaltensmuster z. B. in Form von Ablehnung oder Zuneigung in der Beziehung zum Analytiker wiederholen (‚Übertragung'), ist der Psychoanalytiker gefordert, diese Muster zu erkennen und dem Klienten bewusst zu machen. Auf diese Weise können in der Therapie frühkindliche Konflikte „durchgearbeitet" werden, was eine heilsame Wirkung haben und das Verhalten nachhaltig verändern kann. Die Therapie wird klassischerweise durchgeführt, indem der Klient auf einer Liege (der legendären Couch) liegt, während der Analytiker hinter ihm sitzt; ein Blickkontakt besteht nicht.

> Die Psychoanalyse beeinflusste, ob als Vorbild oder um sich von ihr abzugrenzen, fast alle nachfolgenden Therapiemethoden. Die Annahme, dass es ein Unbewusstes gibt, das unser Verhalten beeinflusst, und dass die frühkindliche Entwicklung dafür grundlegende Bedeutung hat, findet sich in allen *tiefenpsychologisch orientierten Methoden*. Die Annahme, dass innere Konflikte (z. B. zwischen einer „guten Erziehung" und einem „triebhaften Wunsch") für das Leiden verantwortlich sind, bildet die Grundlage für alle *psycho-dynamischen Theorien*.

Die Psychoanalyse wird aber auch in der Form, in der sie seinerzeit von Freud entwickelt wurde, bis heute praktiziert. Als maßgeblich wird dabei die Beziehung zum Analytiker angesehen, die sich durch eine hohe Dichte des Kontakts und durch eine verhältnismäßig lange Dauer der Therapie auszeichnet. In der klassischen Psychoanalyse sind zwei oder mehr Sitzungen in der Woche über einen Zeitraum von mehreren Jahren keine Seltenheit. Eine Analyse ist prinzipiell zeitlich nicht begrenzt, 240 bis 300 Stunden sind durchaus üblich.

Weitere Informationen bekommen Sie bei der Deutschen Gesellschaft für Psychoanalyse, Psychotherapie, Psychosomatik und Tiefenpsychologie e. V. in Berlin bzw. Hamburg (Geschäftsstelle) unter ↗ http://www.dgpt.de oder Tel. 040-75 66 49 90.

## 2.3 Analytische Psychotherapie

Auch unter den Anhängern von Freuds Theorien und Methode gab es Kritik, insbesondere von seinem Kollegen Carl Gustav Jung (1875–1961) in der Schweiz. Jung störte sich vor allem an Freuds dogmatischer Auffassung von den Trieben als dem zentralen Motiv für menschliches Handeln. Er entwickelte die Theorie der ‚Tiefenpsychologie' weiter und mit der Analytischen Psychotherapie eine eigene Methode.

Jung fasste Gefühle, Wahrnehmungen, Gedanken und Erinnerungen bezüglich einer Person oder eines Ereignisses als ‚Komplex' zusammen. Sind wir uns dieses Komplexes aber nicht bewusst und wurde er ins Unterbewusstsein verdrängt, so kann er sich im Handeln als ‚Affekt' bemerkbar machen. Er unterschied die Persönlichkeit des Menschen in einen bewussten Anteil (‚Persona'), der nach außen und für andere in Erscheinung tritt, und dessen ‚Schatten', zu dem alle unbewussten Regungen gehören, oft auch uns unangenehme und verdrängte Gefühle. Sich mit dem eigenen Schatten auseinanderzusetzen und die dort versammelten Anteile so weit wie möglich zu integrieren (dazu gehören auch die weiblichen Anteile des Mannes, seine ‚Anima', bzw. die männlichen Anteile der Frau, ihr ‚Animus') erklärte er zum Ziel des persönlichen Entwicklungsprozesses, bei dem die Psychotherapie Hilfestellung leistet.

Nach Jung stellen alle diese ‚Archetypen' (Schatten, Anima, Animus, die Ur-Mutter, der Weise usf.) so etwas wie das universelle Arsenal eines ‚kollektiven Unbewussten' dar, aus dem sich das *individuelle* Unbewusste jeweils zusammensetzt. So begreift er den einzelnen Menschen als Teil eines größeren Ganzen und auf diese Weise grundsätzlich verbunden mit anderen. Wegen dieser zusätzlichen Dimension beziehen sich spirituelle Auffassungen häufig eher auf die Analytische Psychologie als auf die Psychoanalyse.

Auch in der Analytischen Psychotherapie werden frühkindliche Erfahrungen als Grundmotiv für Störungen angesehen, die wie in der Psychoanalyse behandelt werden, indem sie in der Beziehung zur Analytikerin (‚Übertragung') durchgearbeitet werden. Der Analyse von Träumen wird besonderes Gewicht beigemessen. Unbewusstes soll bewusst gemacht werden, damit die Klientin so Einsicht in die Zusammenhänge bekommt, die ihr Handeln bestimmen. Der zeitweise Rückfall in kindliches Verhalten (‚Regression') innerhalb der Therapie wird als wichtiger Schritt zur Heilung erachtet.

Im Gegensatz zur Psychoanalyse sitzen sich Klientin und Analytikerin gegenüber und haben Blickkontakt; es können auch Paare, Familien oder Gruppen therapiert werden (also keine sogenannte ‚Abstinenzregel', die der Therapeutin jeden Kontakt zum privaten Umfeld der Klientin untersagt), und die Therapie kann auf die Behandlung bestimmter Symptome eingegrenzt werden. Die Dichte der Sitzungen ist bei der Analytischen Psychotherapie mit ein- bis zweimal wöchentlich niedriger als in der Psychoanalyse, eine Analyse kann 80 bis 300 Stunden dauern, eine Therapie 25 bis 100 Stunden.

Weitere Informationen bekommen Sie bei der Deutschen Gesellschaft für Analytische Psychologie (DGAP) in Stuttgart unter ↗ http://www.cgjung.de oder Tel. 06201-49 24 40.

## 2.4 Individualpsychologische Psychotherapie

Die Individualpsychologische Psychotherapie wurde von Alfred Adler (1870-1937) begründet, einem Anhänger und auch Kritiker Freuds, der ebenfalls in Wien als Arzt praktizierte. Adler wandte sich insbesondere gegen Freuds Triebkonzept und sah die Entwicklung des Menschen stark von den jeweiligen sozialen Umständen bestimmt.

Adler entwickelte eine eigene Theorie (‚Individualpsychologie'), die auf der Beobachtung von sowohl psychischen als auch körperlichen Verhaltensweisen beruhte, deren Funktion er dem Ausgleich (‚Kompensation' und ‚Überkompensation') von Schwächen zuschrieb. In diesem Ausgleich sah er den Versuch, einem ‚Minderwertigkeitsgefühl' zu begegnen. Wie groß dieses Gefühl der Unterlegenheit jeweils ist, schrieb er wiederum maßgeblich der frühkindlichen Entwicklung zu, die damit ausschlaggebend für das spätere ‚Gemeinschaftsgefühl' eines Menschen sei. Er propagierte, jeden Menschen als „unwiederholbar-einmalig" und ihn ganzheitlich (‚Psychosomatik') zu betrachten, und engagierte sich in der Schulung von Eltern und Pädagogen.

Adlers Theorien und die Bedeutung der Psychologie für gesamtgesellschaftliche Zusammenhänge wurden von Vertretern der *Neopsychoanalyse* weiterentwickelt, unter anderem von Harry Stack Sullivan (1892-1949), Erich Fromm (1900-1980) und Karen Horney (1885-1952). Mit bindungstheoretischen Erklärungen zur frühkindlichen Entstehung einer ‚Grundangst', die dann im späteren Leben zu dem verbreiteten Versuch führt, diese Angst mit Hilfe von Liebe, Unterwerfung, Macht oder Distanzierung zu kompensieren, wendet sich die Neopsychoanalyse mehr oder weniger deutlich von Freuds Triebkonzepten ab. Die Konzepte der Neopsychoanalyse beeinflussten ihrerseits spätere Methodenväter wie Carl Rogers (1902-1987) und Fritz S. Perls (1893-1970).

Während bei der Psychoanalyse das individuelle Erleben im Vordergrund steht, kommt in der Individualpsychologischen Psychotherapie verstärkt die Rolle von *Bindungen* ins Spiel. So wird z.B. der Beziehung zur Mutter (‚Dyade') und der darauffolgenden Erfahrung einer möglichen „alternativen" Beziehung (‚Triangulierung') – in der klassischen Familie durch den Vater – eine große Bedeutung beigemessen. Die Individualpsychologische Psychotherapie wird häufig mit einer Sitzung pro Woche durchgeführt und hat eine Dauer von 25 bis 100 oder mehr Stunden.

Weitere Informationen bekommen Sie über die Deutsche Gesellschaft für Individualpsychologie e. V. in Gotha unter ↗ http://www.dgip.de (Therapeutenliste unter „Suche / Fachmitgliedersuche") oder Tel. 03621-29 69 1.

## 2.5 Tiefenpsychologisch fundierte Psychotherapie

Die Tiefenpsychologisch fundierte Psychotherapie (TP) wurde Ende der 1960er Jahre mit Blick auf eine Übernahme der Kosten durch die Krankenkassen entwickelt, um *mit analytischen Methoden* nicht nur eine vollständige Analyse der Psyche, sondern auch *die Therapie einzelner Symptome* anbieten zu können. Im Gegensatz zur ‚Analyse', bei der letztlich die Veränderung der Persönlichkeit an sich angestrebt wird, widmet sich die deutlich kürzere ‚Therapie' eingegrenzten, vorher festgelegten Zielen (z. B. Symptomminderung).

Die Tiefenpsychologisch fundierte Psychotherapie basiert auf den Konzepten der bisher genannten psychoanalytischen Methoden (vgl. Abschn. 2.2, 2.3 und 2.4), sodass in der Vergangenheit liegende Ursachen für die gegenwärtigen Beschwerden durchaus Beachtung bekommen. Dem zeitlich begrenzten Rahmen entsprechend wird aber dem „Durcharbeiten" dieser Ursachen mittels Regression und Übertragung geringeres Gewicht gegeben, als es in einer Analyse der Fall ist. Die Therapie wird häufig mit einer Sitzung pro Woche durchgeführt und hat eine Dauer von 25 bis 100 Stunden.

Weitere Informationen bekommen Sie über die Deutsche Fachgesellschaft für Tiefenpsychologisch fundierte Psychotherapie e. V. (DFT) in Hamburg unter ↗ http://www.dft-online.de oder Tel. 040-22 75 75 00.

## 2.6 Verhaltenstherapie

Die Verhaltenspsychotherapie (VT) hat sich aus dem Behaviorismus und der Lernpsychologie insbesondere ab den 1940er-Jahren entwickelt. In der Verhaltenstherapie finden ganz unterschiedliche Methoden und Techniken Anwendung, soweit sie sich mit dem *lernpsychologischen* Ansatz vereinbaren lassen. Dieser Ansatz lautet verkürzt ausgedrückt: Jeder Mensch handelt aufgrund erlernten Verhaltens – und das kann man auch wieder „verlernen". Bevor die eigentliche Therapie beginnt, wird deshalb das Verhalten des Klienten analysiert und werden Ziele vereinbart. Um das gewünschte Verhalten zu erreichen, werden dann verschiedene therapeutischen Methoden eingesetzt.

Zur Behandlung von Ängsten und Phobien wird z. B. mit Gewöhnung (‚Desensibilisierung') gearbeitet, zur Behandlung von Zwangshandlungen mit ‚Konditionierung', wobei zwischen der ‚klassischen Konditionierung' (Belohnung und Bestrafung) und dem ‚operanten Konditionieren' unterschieden wird. Operantes Konditionieren bedeutet, dass erwünschtes Verhalten gezielt unterstützt wird, unerwünschtes Verhalten dagegen Ablehnung erfährt. (In gewisser Weise wird das, nur eben nicht gezielt, in nahezu jeder Beziehung eingesetzt.) Da sich jedoch letztlich nicht jedes Verhalten lernpsychologisch erklären lässt, wird das Repertoire der Verhaltenstherapie durch ‚Kognitive Therapien' ergänzt, die mit Einsicht und Selbstkontrolle an einer *rationalen Umstrukturierung* arbeiten.

> Aus dem Ansatz des behavioristischen Verfahrens ergibt sich im Verhältnis zu den bisher vorgestellten psychodynamischen Methoden ein qualitativer Unterschied: Psychodynamische Methoden versuchen, innere Konflikte und deren Bezüge zur Vergangenheit herauszuarbeiten, während die *Verhaltenstherapie* sich auf die Veränderung des aktuellen Verhaltens konzentriert.

Verhaltenstherapie ist „in vielen Fällen [...] systematische Nacherziehung" und „versucht, die Möglichkeiten der externen Kontrolle des Verhaltens so weit wie möglich auszuschöpfen" (Revenstorf, 1982, Bd. II, S. 75f.). Verhaltenstherapie ist aber auch in besonderer Weise offen für Techniken aus anderen Methoden, und oft sind es Verhaltenstherapeuten und -therapeutinnen, die sich ergänzend eine andere Methode aneignen. Eine Therapie wird häufig mit einer Sitzung pro Woche durchgeführt und hat eine Dauer von 40 bis 80 Stunden.

Weitere Informationen bekommen Sie über die Deutsche Gesellschaft für Verhaltenstherapie e. V. (DGVT) in Tübingen unter ↗ http://www.dgvt.de oder Tel. 07071-94 34 0.

## 2.7 Klientenzentrierte Psychotherapie (Gesprächspsychotherapie)

Die Klientenzentrierte Gesprächspsychotherapie wurde in den 1940er-Jahren von Carl Rogers (1902–1987) in den USA entwickelt. Rogers ging davon aus, dass der Mensch von sich aus „gut" ist und auch gut sein will, dass er von Natur aus nach Selbstverwirklichung und Entwicklung strebt und dass dafür lediglich günstige Umstände herrschen oder (z. B. in einer Therapie) geschaffen werden müssten. Diese Auffassungen gehören zu den Grundgedanken aller ‚humanistischen Therapiemethoden'.

Im Gegensatz zur Freud'schen Theorie von den (im moralischen Sinn) oftmals als „schlecht" bewerteten Trieben vertreten die *humanistischen Methoden* ein Menschenbild, in dem „das Gute im Menschen" als gegeben vorausgesetzt wird, und auch, dass sich dieses Gute, sofern es an seiner Wirksamkeit gehindert worden ist, entfalten will (‚Aktualisierungstendenz'). Darauf basierend wird versucht, den Klienten in dieser *Entwicklung* zu unterstützen. Störungen werden auf unbewusste innere Konflikte zurückgeführt. Diese Konflikte können entschärft werden, indem sie bewusst gemacht werden. Ein besseres Verständnis für sich selbst und die eigenen Bedürfnisse verbessert die Kommunikation mit anderen Menschen und ermöglicht so angemessenere Reaktionen auf sich verändernde äußere Umstände. Im Sinn der Möglichkeit einer Entwicklung (im Gegensatz zum unabänderlich triebgesteuerten Menschen) wird der *Verantwortung für das eigene Handeln* bei den humanistischen Methoden ein besonderer Stellenwert beigemessen.

Rogers konzentrierte sich auf die Frage, unter welchen Bedingungen Klienten denn überhaupt von sich und ihrem Erleben erzählen und sich öffnen. Diese Öffnung sah er als Voraussetzung dafür an, dass das Gespräch mit dem Therapeuten zu einem besseren Verständnis von sich selbst und zu Veränderungen in Einstellung und Verhalten führen kann. Aus diesen Grundgedanken folgerte Rogers verschiedene Grundsätze für den therapeutischen Prozess, unter anderem:
- bedingungslose positive Wertschätzung des Gegenübers,
- Empathie und Mitgefühl,
- Kongruenz (dass die Handlungen mit der Haltung übereinstimmen) und Wahrhaftigkeit.

Das, was schließlich zur Krankheit führt, sah Rogers in der Spannung begründet, die zwischen dem Bild entsteht, das wir von uns selbst haben, und dem Bild, das uns die Reaktionen unserer Umwelt spiegeln (‚Inkongruenz'). So macht sich die Gesprächspsychotherapie zur Aufgabe, die Klientin darin zu unterstützen, in einer angstfreien Atmosphäre ihre Gefühle zum Ausdruck zu bringen. Oft werden dadurch die eigenen Wünsche und Wertvorstellungen bewusster und auch, worin die Hindernisse für die persönliche Entwicklung liegen (‚Selbstexploration'). Die Haltung des Therapeuten bzw. das, was im Verlauf einer solchen Therapie stattfindet, wird auch mit ‚Nachbeelterung' (‚Reparenting') beschrieben und letztlich wird durch diesen Prozess die Selbstverantwortung gestärkt.

Weitere Informationen bekommen Sie bei der Gesellschaft für wissenschaftliche Gesprächspsychotherapie e. V. in Köln unter ↗ http://www.gwg-ev.org oder Tel. 0221-92 59 08-0.

## 2.8 Gestalttherapie

Von der Gestaltpsychologie (Max Wertheimer) und später dem Existenzialismus (J.-P. Sartre) beeinflusst, begründeten Frederick (Fritz) S. Perls (1893–1970) und seine Frau Laura (Lore) Perls (1905–1990) in den 1940er- und 50er-Jahren zusammen mit Paul Goodman (1911–1972) die Gestalttherapie. Das Bewusstsein für die körperliche „Gestalt" psychischer Prozesse sowie die Bedeutung der körperlichen Erfahrung übernahm Perls von seinem Lehrer Wilhelm Reich (siehe Abschn. 2.12) in die Gestalttherapie. Perls arbeitete am Esalen-Institut (Californien, USA) und beeinflusste viele weitere Körpertherapeuten (z. B. Ida Rolf, ‚Rolfing', und Moshe Feldenkrais) und Psychotherapeuten (z. B. Jakob L. Moreno, ‚Psychodrama', und Ron Kurtz, ‚Hakomi').

Die Gestalttherapie geht davon aus, dass unsere Wahrnehmung von unseren *Bedürfnissen* bestimmt wird. Perls sah den Menschen in seinem Hin- und Hergerissensein zwischen dem Bedürfnis nach Nähe und Geborgenheit einerseits und andererseits dem Bedürfnis nach Selbständigkeit, die mit Trennung und Verlust verbunden ist. Aufgrund bewusster wie auch unbewusster Bedürfnisse treten aus der Vielzahl von Eindrücken, die wir ständig bekommen, einzelne Dinge oder Personen hervor. Sei es, indem sie unseren Bedürfnissen entsprechen (ich habe Hunger und ich entdecke eine Würstchenbude), sei es, dass sie diesen Bedürfnissen entgegenstehen (ich habe Hunger und da ist eine Würstchenbude, aber meine

Begleitung möchte lieber in ein Restaurant). Die für uns relevanten Dinge treten aus dem Gesamtbild der Umgebung hervor, sie nehmen „Gestalt" an und werden uns bewusst (‚Gestaltpsychologie').

Ein Grundthema der Gestalttherapie ist daher der *Kontakt*: Kontakt zu unserer Umwelt wie auch Kontakt zu uns selbst, zu unseren Wünschen und Motiven. Störungen der Fähigkeit, mit sich selbst in einem guten Kontakt zu sein, werden vorwiegend auf zwei Ursachen zurückgeführt: Zum einen haben wir möglicherweise Vorstellungen anderer übernommen, die nicht unseren eigenen entsprechen (‚Introjekte'). Zum anderen fällt es oft schwer, uns unsere eigenen unangenehmen Seiten einzugestehen; sie werden dann häufig abgelehnt und gegebenenfalls auf andere übertragen (‚Projektion'). Im einen wie im anderen Fall ist das therapeutische Ziel, sich diese Eigenschaften bewusst zu machen und den Vorstellungen Ausdruck zu geben, um so zu einem besseren Kontakt mit sich selbst und mit anderen zu kommen.

In der Gestalttherapie bezieht die Therapeutin Körperausdruck und -sprache des Klienten mit ein. Eigene innere Anteile werden insbesondere erfahrbar, indem der Klient in der Sitzung unterschiedliche Rollen einnimmt: Er kann z. B. einmal für seinen „Ehrgeiz" sprechen und dann wieder für seinen „inneren Schweinehund" und lässt diese beiden Seiten seines Selbst auf diese Weise in einen Dialog treten. Es kann auch ‚provokativ' gearbeitet werden, indem der Klient zu einer Reaktion herausgefordert (provoziert) wird. Innerhalb der therapeutischen Beziehung kann ein verändertes Verhalten ausprobiert werden, das neue Erfahrungen ermöglicht und so die Entwicklung befördert.

Weitere Informationen bekommen Sie bei der Deutschen Vereinigung für Gestalttherapie e. V. in Berlin unter ↗ http://www.dvg-gestalt.de oder Tel. 030-74 07 82 84.

## 2.9 Hypnotherapie

Hypnotherapie hat mit Hypnose zu tun. Unter Hypnose wiederum verstehen viele Menschen, „in einen anderen Zustand versetzt" und womöglich „zum willenlosen Objekt" gemacht zu werden. Diese Ängste sind zwar verständlich, aber unbegründet, denn mit einem „Hypnose-Zauber" hat die Hypnotherapie nichts zu tun. Im Gegenteil, für den therapeutischen Prozess ist es meist sogar entscheidend, dass die Klientin oder der Klient *bewusst* wahrnimmt, was gerade geschieht. Ein kleines Beispiel mag den therapeutischen Einsatz von Hypnose verdeutlichen: Als Kind hatte ich z. B. Angst, in mein Zimmer zu gehen, wenn es dort dunkel war. Nachdem mir irgendwer geraten hatte, mir einfach vorzustellen, dass dieses Zimmer dasselbe Zimmer ist, das ich bei Tageslicht kenne, ging es tatsächlich leichter – die Dunkelheit machte mir weniger Angst. Letzten Endes war auch das eine Form von Hypnose-Therapie: Das dunkle Zimmer war immer noch dunkel, aber allein die Vorstellung, wie es aussieht, wenn es hell ist, veränderte meine Gefühle. Ich hatte weniger Angst.

Die Hypnotherapie wurde neben anderen maßgeblich von Milton H. Erickson (1901–1980) begründet. Während seiner eigenen Erkrankung (Kinderlähmung) machte Erickson die Erfahrung, wie nützlich es für ihn war, Körperbewegungen „im Geiste vorwegzunehmen" und so zu üben. Weitgehend geheilt, befasste er sich im Studium, so wie Freud 30 Jahre vorher, mit Hypnose und entwickelte in den 1940er-Jahren eine Form der Hypnotherapie. Anders als Freud sah Erickson das *Unbewusste* nicht als Ort dunkler Triebe, sondern als *die zentrale menschliche Ressource für Erfahrungswissen und Weisheit*. Einen Bewusstseinszustand zu erreichen, in dem das Unbewusste die Führung übernimmt (,hypnotische Trance') und nicht vom Alltagsbewusstsein eingeschränkt wird, dient nach Erickson der Selbstheilung. Hypnotherapie war für ihn der Zugang zur Trance und damit zum „wissenden Unbewussten". In diesem Sinn ist Hypnotherapie mehr eine Technik als eine Methode; da es aber aus Sicht der Therapeutin notwendig ist, sich ganz auf die „Welt des Klienten" einzulassen, drückt diese Technik auch eine grundlegende *therapeutische Haltung* aus. Ericksons Konzepte beeinflussten seinerseits insbesondere die Systemische Therapie (Paul Watzlawick); hypno-therapeutische Techniken finden sich aber auch in verschiedenen anderen Methoden wieder.

Für die Wirkung von Hypnotherapie spielt die Funktionsweise des Gehirns eine große Rolle. Für unser Gehirn macht es im Grunde keinen Unterschied, ob wir etwas im Kontakt mit der Umwelt „erleben" (die Eindrücke von außen werden über die Sinnesorgane aufgenommen und an das Gehirn weitergeleitet) oder ob wir es uns „vorstellen". Neurologisch gesehen sind die Vorgänge im Gehirn, die dort entstandenen Bilder, dieselben. Überspitzt ausgedrückt: *Wir erschaffen die von uns wahrgenommene Welt, indem wir im Gehirn eine Vorstellung von ihr entwickeln.* (Eben dadurch sind wir ja auch so anfällig dafür, unsere Mitmenschen abhängig von unserem eigenen Gefühlszustand eher als wohlgesonnen oder eher als ablehnend zu erleben.)

Diesen Umstand macht sich die Hypnotherapie zunutze. In ihrem „Phantasieraum" kann die Klientin z. B. allmächtige Gefährten zu Hilfe nehmen und, von diesen unterstützt, leichter ihren Ängsten begegnen. Der Klient kann sich in der Vorstellung mit Personen und Situationen auseinandersetzen, die damit verbundenen Gefühle zum Ausdruck bringen, und auf diese Weise üben, was in der Realität vielleicht eine Überforderung wäre. Der Trick der therapeutischen Arbeit mit Imagination ist, dass die dabei eintretenden Gefühle authentisch sind. Dadurch bewirkt der Umgang mit diesen Gefühlen, wie in der Realität auch, Erfahrung und Entwicklung. „Allein schon die konkrete Vorstellung dessen, dass sich in den nächsten ein, drei, fünf oder zehn Jahren an der Lebenssituation nichts verändert hat, bewirkt oft Bereitschaft zur Veränderung." (Meiss, 2009)

Eine geradezu gegensätzliche Wirkweise hat die Hypnotherapie freilich, wenn sie suggestiv eingesetzt wird (z. B. zur Raucherentwöhnung, Änderung des Essverhaltens usf.), indem gezielt bestimmte Empfindungen (z. B. „das ist unangenehm") mit bestimmten Wahrnehmungen oder Handlungen (z. B. dem Geruch einer Zigarette) verknüpft werden. Eine so zustande gekommene Änderung des Verhaltens beruht auf einer „künstlich" hergestellten Überzeugung, die sich dann *nicht* auf eigenes Erleben oder Erfahrung bezieht.

Weitere Informationen bekommen Sie z. B. bei der Milton H. Erickson Gesellschaft für klinische Hypnose e. V. in München unter ↗ http://www.meg-hypnose.de oder Tel. 089-34 02 97 20, oder bei der Deutschen Gesellschaft für Hypnose und Hypnotherapie e. V. in Coesfeld unter ↗ http://www.hypnose-dgh.de oder Tel. 02541-88 07 60.

## 2.10 Systemische Therapie

Inspiriert durch Theorien aus anderen wissenschaftlichen Disziplinen veränderte sich der psychologische Blickwinkel: Der Mensch wurde in seinem Handeln nicht mehr isoliert, sondern *in seinen Beziehungen zu anderen* gesehen. So hatten insbesondere die ‚Systemtheorie' (aus Biologie und Soziologie), der ‚Konstruktivismus' (Philosophie) und die ‚Kybernetik' (Mathematik) bei der Entwicklung der Systemischen Therapie großen Einfluss.

Allen voran war es die sogenannte Palo-Alto-Gruppe (Palo Alto, Kalifornien) um Gregory Bateson (1904–1980), zu denen auch Virginia Satir (1916–1988) und Paul Watzlawick (1921–2007) gehörten, die in den

1950er-Jahren eine Theorie der Kommunikation und darauf basierend eine ‚Familientherapie' entwickelten. Satir hatte zuvor das Esalen-Institut geleitet und war stark vom Humanismus der Gestalttherapie geprägt. Die von ihnen entwickelte Kommunikationstheorie besagt unter anderem, dass jede Kommunikation sowohl eine ‚inhaltliche Ebene' als auch eine ‚Beziehungsebene' beinhaltet (so drückt z.B. die Frage „Warst du auch brav?" von vornherein ein Beziehungsgefälle aus) – und dass der Beziehungsaspekt dafür verantwortlich ist, wie der Inhalt aufgenommen wird. Wenn der versteckt ausgedrückte Beziehungsaspekt vom Empfänger anders empfunden wird als vom Sprecher, ist der Streit gewissermaßen vorprogrammiert. (Ein Kind mag die Frage nach dem „Bravsein" noch als angemessen empfinden, die Partnerin im Zweifel eher nicht.)

Der systemische Blickwinkel besagt, dass der Einzelne mit seiner Erkrankung nicht ohne das System zu erfassen ist, das zunächst einmal aus der Partnerschaft oder der Familie besteht, und dass es dabei, in der einen oder anderen Weise, meistens um das *Selbstwertgefühl* der Beteiligten geht. So entwickelt sich z.B. innerhalb einer Familie ein Kind zum „schwarzen Schaf" und übernimmt damit eine Rolle (z.B. die des Blitzableiters), die das System „Familie" vorläufig stabilisiert (die anderen Familienmitglieder müssen sich nicht fragen, was bei ihnen selbst „nicht stimmt"). Auch die „heimliche Geliebte" stabilisiert zumindest kurzfristig das System „Partnerschaft" (hieße die Alternative doch, Wünsche und Bedürfnisse offen an die Partnerin zu richten, gegebenenfalls auch einer Trennung ins Auge zu sehen). Man spricht dann von ‚Verstrickungen'. Derartige Zusammenhänge versucht die Systemische Therapie zu berücksichtigen, während bei der Klientin oder dem Klienten, beim Paar oder bei der ganzen Familie eine Änderung im Verhalten angestrebt wird. Ein Verhalten, das je nachdem weniger streng (‚rigide') und dafür flexibler oder weniger chaotisch und dafür strukturierter ist und mit dem das System und seine Teile auf die unterschiedlichen und sich ständig verändernden Bedingungen der Umwelt *angemessen* reagieren können.

> Durch ihren Ansatz ist die *Systemische Therapie* von vornherein weniger problem- und mehr lösungsorientiert als z.B. die Verhaltenstherapie oder die Psychoanalyse. Auch macht es aus dem systemischen Blickwinkel wenig Sinn, überhaupt eine Diagnose über die Störung einer einzelnen Person zu stellen: Geht man davon aus, dass das „schwarze Schaf" vor allem ‚Symptomträger' einer Störung ist, die letztlich vom ganzen System (nämlich der Familie) herrührt, ist eine Klassifizierung des Symptoms letztlich

unbedeutend. Denn wenn das Problem nur am Symptom und nicht an der eigentlichen Wurzel behandelt wird, kommt es der systemischen Anschauung zufolge lediglich dazu, dass sich das Problem an anderer Stelle und auf andere Weise erneut zeigt (‚Symptomverschiebung'). Es kommt also auf die Diagnose und die Behandlung der *Störung des Systems* an.

Um ein Familiensystem anschaulich zu machen, entwickelte Virginia Satir die ‚Familienskulptur'. Diese Technik bildet die Grundlage für die verschiedenen Formen von ‚Systemaufstellungen', wie sie heute praktiziert werden (mehr dazu in Abschn. 2.17.12).

Weitere Informationen bekommen Sie über die Deutsche Gesellschaft für Systemische Therapie, Beratung und Familientherapie e. V. in Köln unter ↗ http://www.dgsf.org oder Tel. 0221-61 31 33.

## 2.11 Transaktionsanalyse

Die Transaktionsanalyse (TA) wurde in den 1950er- und 1960er-Jahren von dem Arzt Eric Berne (1910–1970) in den USA entwickelt. Sie bezieht sich, wie der Name schon sagt, auf die ‚Transaktion', auf das, *was* zwischen Menschen ausgetauscht wird und *wie* ausgetauscht oder kommuniziert wird. Dadurch ist sie zunächst einmal eine psychologische Theorie, die durch ihre Anwendung aber therapeutische Qualität entwickelt.

Beeinflusst von Ideen der Klientenzentrierten Psychotherapie und der Systemischen Therapie kam Berne über die Beschäftigung mit seiner eigenen Wahrnehmung zum Konzept der *Ich-Zustände* (‚ego-images'). Zentral ist hierbei die Anschauung, dass wir unsere Umgebung in jedem Moment aus drei voneinander unterscheidbaren Zuständen heraus wahrnehmen und auch aus diesen Zuständen heraus handeln (vgl. auch ‚Egostate-Ansatz' in Abschn. 2.17.2). Diese Zustände werden beschrieben als:
- ‚Eltern-Ich' (von anderen übernommene Vorstellungen),
- ‚Erwachsenen-Ich' (Erleben im Hier-und-Jetzt) und
- ‚Kind-Ich' (geprägt durch frühere Erfahrungen).

Wenn die Erwartungen zweier kommunizierender Partner an die jeweiligen Rollen einander entsprechen, gelingt die Kommunikation. (Sei es, dass z. B. beide Partner im Erwachsenen-Ich sind und das gegenseitig erwarten; sei es, dass eine Hierarchie aus Eltern-Ich und Kind-Ich hergestellt wird, die von beiden akzeptiert wird.) Läuft die Kommunikation allerdings

„über Kreuz" (z. B. wenn ich den anderen als Erwachsenen anspreche, aber nur „kindliche" Antworten bekomme), ist ein Streit kaum zu vermeiden.

Berne kam zu dem Schluss, dass schon in einem frühen Alter (um das siebte Lebensjahr) so etwas wie ein „Drehbuch" (‚Script') für das eigene Leben vorliegt, und dass sich viele Menschen im Verlauf ihres weiteren Lebens unbewusst so verhalten, dass dieses Script verwirklicht wird – auch wenn es häufig unbefriedigend ist. Er identifizierte musterhafte Abläufe in der Kommunikation unter Erwachsenen (‚Spiele'), die erwartbar zu immer denselben Ergebnissen führen. Indem also auf eine bestimmte Art kommuniziert wird (Transaktion) und mit bestimmten Beziehungspartnern immer wieder dieselbe Situation hergestellt wird (Spiel), werden bestimmte Verhaltensweisen der Beteiligten aufrechterhalten und wird unbewusst ein bestimmtes Script verwirklicht.

In der Transaktionsanalyse wird die Verantwortung für den therapeutischen Prozess beim Klienten gesehen. Zu Beginn wird ein ‚Vertrag' geschlossen, in dem die Ziele der Therapie definiert werden. Indem eigene Verhaltens- und Kommunikationsstile mitsamt der daraus entstehenden ‚Spiele' ins Bewusstsein rücken, werden Einsicht und Veränderung gefördert. Ziel der Therapie ist verantwortliches Handeln im Einklang mit den eigenen Gefühlen (‚Autonomie').

Weitere Informationen bekommen Sie bei der Deutschen Gesellschaft für Transaktionsanalyse e. V. in Konstanz unter ↗ http://www.dgta.de oder Tel. 07531-9 52 70.

## 2.12 Bioenergetik

Die Bioenergetik oder auch Bioenergetische Analyse wurde in den 1950er-Jahren von Alexander Lowen (1910–2008) und John Pierrakos (1921–2001) in den USA begründet und ist eine Form der *Körper-Psychotherapie*. Lowen baute dabei auf der Arbeit seines Lehrers Wilhelm Reich auf.

Wilhelm Reich (1897–1957) war ein Schüler von Sigmund Freud. Anders als Freud aber sah Reich für den therapeutischen Prozess die körperliche Erfahrung als grundlegend an. Bereits in den 1930er-Jahren entwickelte er eine Theorie, die körperliche Angespanntheit (‚Panzerung') mit der früheren Erfahrung schmerzhafter Gefühle in Verbindung brachte. Diese Panzerung, so folgerte er, diene aber nicht nur dazu, schmerzhafte Erfahrungen aus der Vergangenheit, sondern auch schmerzhafte Empfindungen in der Gegenwart nicht wahrnehmen zu müssen.

Reich entwickelte Körperübungen, mit deren Hilfe der Therapeut sowohl auf die körperliche als auch auf die psychische Gesundheit einwirken könne (‚Vegetotherapie'), und eine Theorie, die psychische Charaktermerkmale mit der körperlichen Erscheinung in Zusammenhang bringt (‚Körpertypenlehre'). Lowen entwickelte die Theorie weiter, indem er bestimmte körperliche Erscheinungsformen mit Phasen der kindlichen Entwicklung (vgl. Abschn. 2.2) in Zusammenhang brachte. Reichs wie auch Lowens Arbeit beeinflusste viele weitere Therapeutinnen und Therapeuten (z. B. Gerda Boyesen, Ron Kurtz) und wurde grundlegend für nahezu alle körperpsychotherapeutischen Methoden.

In den *körperpsychotherapeutischen Methoden* wird grundsätzlich davon ausgegangen, dass die Psyche und der Körper gegenseitig aufeinander einwirken und so letztlich eine Einheit bilden. Im Verlauf der Therapie spielen also immer Psyche *und* Körper eine Rolle, sowohl wenn es darum geht, sich verborgener Gefühle und innerer „Haltungen" bewusst zu werden, als auch wenn es darum geht, das Spektrum der Handlungsmöglichkeiten zu erweitern.

In ihrem ‚Menschenbild' beziehen sich körperpsychotherapeutische Methoden in der Regel auf die Gesprächspsychotherapie und die Gestalttherapie und sind darin den *humanistischen Methoden* zuzurechnen (vgl. Abschn. 2.7). Die einzelnen Methoden unterscheiden sich also vor allem hinsichtlich der Techniken, mit denen vor diesem Hintergrund Entwicklung und Veränderung angestrebt werden. Häufig wird dabei auch der ‚Energetik' Bedeutung beigemessen (vergleichbar dem „Chi" in asiatischen Heilmethoden).

Falls darüber Zweifel bestehen sollten, sei es an dieser Stelle gesagt: Noch bei keiner körperpsychotherapeutischen Sitzung wurde ich gebeten, mich für eine körperliche Übung auszuziehen. Wenn Sie deswegen Sorge haben, klären Sie Ihre Bedenken ab, indem Sie sie von vornherein bei Ihrem Therapeuten oder Ihrer Therapeutin ansprechen.

Weitere Informationen über die Bioenergetik bekommen Sie beim Norddeutschen Institut für Bioenergetische Analyse e. V. in Papenburg unter ↗ http://www.niba-ev.de, Tel. 04961-92 19 711, bei der Süddeutschen Gesellschaft für Bioenergetische Analyse e. V. in Bammental, ↗ http://www.sgfba.com, Tel. 06223-49 53 8, oder der Gesellschaft für Bioenergetische Analyse e. V. in Berlin, ↗ http://www.gba-bioenergetik.de, Tel. 030-61 70 29 89.

## 2.13 Konzentrative Bewegungstherapie

Die Konzentrative Bewegungstherapie (KBT) wurde in den 1950er-Jahren von Helmuth Stolze (1917–2004) begründet und ist eine körperorientierte psychotherapeutische Methode. Von den gymnastischen Übungen der ‚Individuellen Bewegungsarbeit' ausgehend richtete Stolze dabei die Aufmerksamkeit auf die Wahrnehmung des eigenen Körpers *in der Bewegung*.

Im Verlauf einer Therapie wird die Klientin durch den Therapeuten dazu angeleitet, durch Experimente („Angebote') die Wahrnehmung im „Tun und Erleben" zu erkunden. Indem Bewegungen und Handlungen aufmerksam ausgeführt werden, werden das eigene *Erleben* und die Art und Weise, wie auf die umgebende Welt zugegangen wird, bewusst. Bei den Experimenten können beliebige Gegenstände oder auch andere Menschen mit einbezogen werden. Im bewussten Umgang mit diesen ‚Symbolen' wird das Erleben zum Ausdruck gebracht und kann unterschiedliches Verhalten ausprobiert werden.

Weitere Informationen bekommen Sie beim Deutschen Arbeitskreis für Konzentrative Bewegungstherapie e. V. in Nürnberg unter ↗ http://www.dakbt.de oder Tel. 0911-93 27 73 27.

## 2.14 Pesso-Therapie

Die Pesso-Therapie (auch ‚Pesso Boyden System Psychomotor-Technik', PBSP) ist eine Form der Körperpsychotherapie und wurde von Albert Pesso (*1929) und seiner Frau Diane Boyden-Pesso (ebenfalls *1929) in den 1960er-Jahren in Massachusetts, USA, entwickelt.

Albert und Diane Pesso kommen vom Tanz her. Um es in Tanz, Choreografie, Gesang, Schauspielerei oder Malerei zur Kunst zu bringen, ist die *Bewusstheit* von Motiv und Ausdruck ebenso wichtig wie die Technik. Auf diese Weise haben Lehrer künstlerischer Ausdrucksformen zwangsläufig eine gewisse Nähe zur Psychologie. Viele kunsttherapeutische und körperpsychotherapeutische Methoden sind von Lehrern entwickelt worden, die in ihrer Art der Auseinandersetzung mit Wahrnehmung und Bewusstheit eine therapeutische Wirksamkeit entdeckten (z. B. Frederick Matthias Alexander, ‚Alexandertechnik').

In der Pesso-Therapie wird mit der körperlichen Erfahrung von Abstand und Nähe, von Kontakt und Berührung gearbeitet. Ein Grundgedanke dabei ist, zu misslichen Erfahrungen aus der Vergangenheit eine

*Gegenerfahrung* zu schaffen („Antidot"), um ihre Wirkung in der Gegenwart zu entschärfen. Dazu wird im Verlauf einer Sitzung eine ‚Struktur' entwickelt, in der die damals vermisste positive Erfahrung nachträglich gemacht werden kann. In einer Einzeltherapie wird dazu mit Gegenständen und mit der Vorstellung gearbeitet (vgl. Abschn. 2.9); im Rahmen einer Seminargruppe „spielen" auch reale Personen mit, sodass für den Klienten die körperliche Erfahrung einer Umarmung oder des Gehaltenwerdens dazukommt.

In der Praxis einer solchen Struktur gibt es bestimmte wiederkehrende Rollen. So wird zum Beispiel bewusst unterschieden zwischen den ‚realen Eltern' und den ‚idealen Eltern', die in idealer Weise liebevoll mit dem Klienten umgehen („Als idealer Vater hätte ich niemals zugelassen, dass dir das passiert"). Eine andere wiederkehrende Figur ist der ‚Zeuge', dessen Aufgabe es ist, die subjektiven Erfahrungen und Empfindungen des Klienten zu bestätigen („Ich sehe, wie sehr dich das traurig macht"). – Ein häufiger Nebeneffekt von seelischen Verletzungen und Traumatisierung ist ja gerade, dass niemand die entsetzliche Qualität des auslösenden Ereignisses anerkennen konnte oder wollte; dem setzt der Zeuge sein bedingungsloses Verständnis entgegen.

Hinter der Pesso-Therapie steht eine umfassende, eigene Theorie. Dazu gehört z. B. die Vorstellung, dass Kinder den Mangel „abwesender" oder „nicht fürsorglicher" Elternteile ausgleichen, indem sie einen inneren Anteil, eine Teilpersönlichkeit schaffen, der deren fürsorgliche Rolle einnimmt; ungelöste Konflikte spiegeln sich auf diese Weise im eigenen Rollenverhalten (‚Holes-in-roles'-Konzept).

Weitere Informationen bekommen Sie über Barbara Fischer-Bartelmann unter ↗ http://www.pesso-training.de oder 06221-8 94 67 80, oder über die Pesso Arbeitsgemeinschaft München unter ↗ http://www.pesso-therapie.de oder Tel. 089-39 37 70.

## 2.15 Hakomi-Therapie

Die Hakomi-Methode wurde in den 1970er-Jahren von Ron Kurtz (1934–2011) in den USA begründet und ist eine Form der Körperpsychotherapie. „Hakomi" ist ein indianisches Wort und bedeutet: „Wer bist du?" Diese Frage verweist zugleich auf eine Grundannahme der Methode, dass bereits sich selbst besser kennenzulernen und sich Unbewusstes bewusst zu machen zu Veränderung und Entwicklung führen.

Im Verlauf der Therapie wird anhand des augenblicklichen Erlebens gemeinsam erforscht, welche Reaktionen sich unbewusst einstellen, mit welchen Gefühlen diese Reaktionen verbunden sind und auch, welchen Zweck sie haben. Um mit Gefühlen leichter in Kontakt treten zu können, hat Kurtz die *Achtsamkeit* in den therapeutischen Prozess eingeführt (vgl. zur Achtsamkeit auch Abschn. 2.17.1): Indem körperliche Empfindungen oder Gedanken nicht wertend, sondern akzeptierend wahrgenommen werden, treten verstärkt Impulse, Bilder, Gefühle und innere Überzeugungen (‚Kernmaterial') ins Bewusstsein, die vorher unbewusst waren, und wird zugleich das Erleben von positiven Gegenerfahrungen vertieft. Dem Ein- und Mitfühlen der Therapeutin kommt dabei besondere Bedeutung zu (‚loving presence').

Als relativ junge Methode vereint sie einige Merkmale anderer, oben bereits vorgestellter Methoden: Sie ist tiefenpsychologisch fundiert, indem sie die Vorstellung vom Unbewussten und die Bedeutung der Kindheit für die Entwicklung berücksichtigt; sie ist systemisch, indem sie sowohl Beziehungsaspekte berücksichtigt, als auch den Menschen selbst als Organismus von miteinander in Beziehung stehenden Teilen begreift (sowohl körperlich wie psychisch, vgl. ‚Ego-state-Ansatz', Abschn. 2.17.2); sie ist klientenzentriert, indem der Therapeut aufgerufen ist, Widerstände des Klienten (‚Barrieren') nicht zu übergehen, sondern ‚gewaltfrei' und nicht wertend mit ihnen umzugehen; und sie ist erfahrungsorientiert, indem mit ‚Experimenten' die Veränderung und Entwicklung aufgrund von Erfahrung gefördert werden.

Weitere Informationen bekommen Sie beim Hakomi-Institute of Europe e. V. in Nürnberg unter ↗ http://www.hakomi.de oder Tel. 0911-30 700 71.

## 2.16 Tonfeldtherapie

Die ‚Arbeit am Tonfeld' (‚Tonfeldtherapie') wurde in den 1970er-Jahren von Heinz Deuser (*1944) entwickelt, der die Art und Weise des Be-greifens und Deutens von Objekten in Zusammenhang mit der individuellen Vorerfahrung brachte.

Dem „künstlerisch Beeinflussten" sind wir bei der Pesso-Therapie schon begegnet, der „Arbeit mit Gegenständen" bei der Konzentrativen Bewegungstherapie; herausragendes Merkmal aller *kunsttherapeutischen Methoden* aber ist, dass zu Klientin und Therapeutin konsequent ein Drittes dazutritt (,Triade'): das künstlerische Medium. Ob es die Entschiedenheit ist, mit der Farbe aufs Papier gebracht wird, oder die Zögerlichkeit, mit der Hände in feuchten Ton greifen, grundsätzlich ist *jede Handlung und jedes Medium* geeignet, um mehr über die eigenen Verhaltensweisen und die zugrundeliegenden Überzeugungen herauszufinden und: sich mit einem anderen Ausdruck auszuprobieren.

Gearbeitet wird mit Bewegung und Wahrnehmung an einem etwa unterarmlangen Kasten, der vier Zentimeter tief mit Ton gefüllt ist. Das Tonfeld nimmt die Bewegung auf und gibt sie in einer veränderten Form wieder. So wie die eigene Art und Weise, auf die Welt zuzugehen und in Beziehung zu treten, sich im Berühren und Greifen zeigt, so kann auch umgekehrt in der Berührung ausprobiert und geübt werden, auf eine andere Art mit der Welt in Beziehung zu treten.

Weitere Informationen bekommen Sie über das Institut für Haptische Gestaltbildung in Hinterzarten unter ↗ http://www.tonfeld.de oder Tel. 07652-61 44.

## 2.17 Psychotherapeutische Techniken

Nahezu jede Methode hat ihre eigenen Modelle und Techniken, also sowohl Vorstellungen davon, wie die Psyche funktioniert, als auch Ideen, wie heilend auf sie eingewirkt werden kann. Besonders erfolgreiche Elemente werden dann oft von Therapeutinnen übernommen, die eigentlich mit ganz anderen Methoden arbeiten. Eine Auswahl therapeutischer Techniken und Modelle, die häufig methodenübergreifend eingesetzt werden, möchte ich hier vorstellen.

### 2.17.1 Achtsamkeit

Die Unterschiede hinsichtlich dessen, was unter Achtsamkeit verstanden wird, sind groß. Während vielerorts mit einem achtsamen Vorgehen etwa ein „bewusstes", „behutsames" oder „vorsichtiges" Handeln gemeint ist, geht Achtsamkeit, wenn man sie als Technik und vor dem Hintergrund ihrer buddhistischen Herkunft (‚Vipassana'-Meditation) versteht, darüber weit hinaus.

Auf diesen umfassenderen Inhalt bezogen beschreibt Achtsamkeit einen *Bewusstseinszustand*, in dem wir körperliche oder gedankliche Regungen an uns wahrnehmen, ohne aber darüber zu urteilen oder deswegen eine Handlung auszuführen. Wir sind emotional beteiligt, aber mit auftauchenden Gefühlen nicht identifiziert (‚Innerer Beobachter'), wie es sich z. B. im Unterschied zwischen den Feststellungen „Ich habe eine Wut" (beobachtend) und „Ich bin wütend" (identifiziert) ausdrückt. Mit einer sich mit zunehmender Übung verfeinernden Wahrnehmung können aus dieser Perspektive Regungen wahrgenommen werden, die im Alltagsbewusstsein meist „überhört" werden (‚sechster Sinn', ‚Intuition').

Die positiven Effekte von Achtsamkeit im Zusammenhang mit Psychotherapie sind vielschichtig: die Verbesserung der eigenen Körperwahrnehmung, der Konzentrationsfähigkeit, der Selbstakzeptanz, ein gelassener Umgang mit intensiven Gefühlen, das alles sind wichtige Fähigkeiten (‚Ressourcen'), die den therapeutischen Prozess des Erkennens, der Einsicht, der Entwicklung und der Veränderung befördern. (Reichhaltige Informationen sowohl zur Herkunft als auch zur Anwendung im Bereich der Psychotherapie bietet die Website ↗ http://www.achtsamleben.at von Michael Harrer.)

Einige Therapiemethoden sind von Anbeginn durch Aspekte wie Zen-Buddhismus oder Meditation inspiriert, das gilt insbesondere für die humanistischen Methoden der Gesprächspsychotherapie (Carl Rogers) und der Gestalttherapie (Fritz Perls) und teilweise auch für die Neopsychoanalyse (Erich Fromm). Einen zentralen Bestandteil bildet die Achtsamkeit in der Hakomi-Methode, wo sie einerseits die Basis für bestimmte erfahrungsorientierte Techniken bildet und andererseits auch von den Therapeuten selbst eingesetzt wird. Insbesondere durch die Verbreitung von MBSR (vgl. Abschn. 2.17.6) wird in den letzten Jahren die Verhaltenstherapie davon ergriffen (neben anderen Techniken ist auch der Einsatz von Achtsamkeit bezeichnend für die sogenannte „dritte Welle" der VT).

Ganz allgemein deutet vieles darauf hin, dass Achtsamkeit im therapeutischen Prozess nicht nur für Klienten von großem Wert ist, sondern ebenso für die Therapeuten selbst. Im Grunde gilt das für alle Berufe, in denen der zwischenmenschliche Kontakt und die Anteilnahme eine zentrale Rolle spielen und/oder mit belastenden Themen ein Umgang gefunden werden muss (z. B. Kranken- und Altenpflege, Sterbebegleitung, Palliativmedizin).

## 2.17.2 Ego-state-Ansatz

Das Konzept der ‚Ich-Zustände' (‚ego-states') von Paul Federn, John und Helen Watkins, das ‚System der inneren Familie' (‚Internal Family System', IFS) von Richard Schwartz und das ‚Innere Parlament' von Gunther Schmidt, das sind allesamt im Kern weniger „Techniken", sondern vor allem nützliche Modelle dessen, wie sich unser Selbst zusammensetzt: aus Anteilen nämlich (vgl. auch S. Freuds ‚Es', ‚Ich', ‚Über-Ich', Abschn. 2.2, oder E. Bernes ‚Eltern-Ich', ‚Erwachsenen-Ich', ‚Kind-Ich', Abschn. 2.11).

Tag für Tag streben wir danach, eine Einheit zu sein, sowohl „eins zu sein" im Handeln nach außen und mit unseren Wünschen und Bedürfnissen im Innern als auch „eins zu sein" in den unterschiedlichen Rollen als Vater oder Sohn, als Angestellte oder Partnerin. In der Praxis fallen wir aber häufig nicht nur bezüglich der verschiedenen Rollen auseinander, sondern auch noch innerhalb dieser Rollen: Wenn wir mit uns selbst in Frieden sind, können wir auch leichter nachsichtig mit anderen sein (und sind dann meist mit uns einig); wenn wir uns aufregen, sind wir oftmals vor allem auf den anderen wütend (und erkennen uns dann womöglich selbst nicht wieder) – der Versuch, *ein* Mensch zu sein, und das Erleben, „mal bin ich so, mal bin ich so", stehen in einem ständigen Widerspruch. Die Modelle der ego-states oder der inneren Familie dienen dazu, diesen Widerspruch anschaulich zu machen. Sie stellen Mittel bereit, mit diesen verschiedenen Persönlichkeiten in uns umgehen zu lernen, um flexibler und dadurch angemessener auf die vielfältigen alltäglichen Situationen reagieren zu können.

Im Grunde wird dabei der systemische Ansatz (vgl. Abschn. 2.10) auf eine einzelne Person übertragen und die Vorstellung entwickelt, dass wir schlicht *aus verschiedenen Anteilen bestehen, die erst zusammengenommen unsere Person ausmachen*. Diese Anteile haben unterschiedliche, manchmal sogar gegensätzliche Charaktereigenschaften. Da gibt es „Kinder", die kindliche Bedürfnisse an den anderen richten („sei rücksichtsvoll; ich mag mich nicht wehren müssen"); da gibt es „Manager", die routiniert dafür sorgen, bestimmte Ziele zu erreichen, die aber auch zu einer Überforderung beitragen können („ach, das schaffe ich auch noch"); und es gibt auch Anteile, die dann zum Vorschein kommen, wenn alles andere nichts geholfen hat, und mit denen, bei Licht betrachtet, weder wir selbst noch unser Gegenüber Bekanntschaft machen möchten. Die völlige *Identifikation* mit einem solchen Anteil, wenn uns keine anderen Handlungsmöglichkeiten zur Verfügung stehen, als in diesem Moment nur „genau so" zu reagieren, wird auch als ‚Trance' bezeichnet.

Vom systemischen Ansatz ausgehend, dass eine verbesserte Kommunikation der einzelnen Teile untereinander immer auch zum besseren Funktionieren des Systems beiträgt, ergeben sich Strategien, wie wir „besser" mit uns selbst umgehen können: Wenn Entscheidungen nicht immer nur von *einem* Anteil gefällt werden (nämlich dem, der „am lautesten schreit"), finden im inneren Parlament zusehends auch die leiseren Stimmen Gehör. Es können Verhandlungen geführt und es kann ein Ausgleich geschaffen werden, der die Bedürfnisse möglichst vieler Anteile berücksichtigt. (Bei der Besprechung mit Kollegen übernimmt z.B. der „Verantwortungsanteil" nach außen die Wortführung, aber er hört währenddessen auch auf andere Anteile, sodass sich hinterher keines der inneren Familienmitglieder überfahren fühlen muss – und getroffene Vereinbarungen womöglich später sabotiert.)

In der Paartherapie ist das Anteile-Modell ausgesprochen ergiebig, um oft wiederholte und eingefahrene Streitsituationen erkennen und gegebenenfalls entschärfen zu können (vgl. die ‚Zustände' und die jeweils davon abhängige Kommunikation; siehe Abschn. 2.11). Und auch in der Traumatherapie begegnen wir diesem Modell, wenn unterschieden wird in ‚Emotionale Persönlichkeitsanteile' (EPs), oftmals schwer verletzte Anteile, die sich nicht gesehen und unverstanden fühlen, und ‚Anscheinend normale Persönlichkeitsanteile' (ANPs), die geeignet sind, das Überleben und eine „Fassade des Funktionierens" aufrechtzuerhalten.

### 2.17.3 Eye Movement Desensitization and Reprocessing (EMDR)

Die Technik des ‚Eye Movement Desensitization and Reprocessing' wurde von der Literaturwissenschaftlerin und Psychologin Francine Shapiro (*1948) in den USA entwickelt und wird vor allem bei der Behandlung von Angstzuständen und in der Traumatherapie eingesetzt.

In der Therapie wird, während der Klient eine angstbesetzte oder traumatisierende Situation erinnert, das Gehirn über eine Wahrnehmung abwechselnd rechts-links stimuliert (‚bilaterale Stimulation'). Die Aktivierung der Gehirnareale kann über die Augen ausgelöst werden, über die Ohren (mit Geräuschen) oder mit Berührungen (Tippen auf die Knie). Häufig ist bereits nach einer einmaligen Behandlung in mehreren Durchgängen ein Zustand erreicht, in dem die Erinnerung an die angstbesetzte oder traumatisierende Situation als deutlich weniger belastend erlebt wird. – Interessanterweise gibt es im Yoga Atemtechniken, die ebenfalls eine abwechselnde Rechts-links-Stimulation bewirken („Nadi Shodhana") und denen eine ausgleichende Wirkung zugeschrieben wird.

Da die Technik des EMDR häufig genau dann eingesetzt wird, wenn mit besonders belastenden Erinnerungen gearbeitet wird, sollte die Therapeutin oder der Therapeut jedenfalls mit weiteren traumatherapeutischen Techniken vertraut sein.

### 2.17.4 Imagery Rehearsal Therapy (IRT)

Die ‚Imagery Rehearsal Therapy' ist eine Technik, mit der insbesondere Schlafstörungen durch Alpträume, auch als Folgen eines Traumas, behandelt werden können. Die Technik arbeitet mit hypnotherapeutischen Mitteln, indem sich der Klient z. B. wiederkehrende Alpträume in ihrem Verlauf abgeändert vorstellt (‚imaginiert'), und bietet verhältnismäßig zuverlässig eine rasche Hilfe (Krakow et al., 2001).

Ähnlich scheint auch die in der Verhaltenstherapie bisweilen eingesetzte ‚Imagery Rescripting & Reprocessing Therapy' (IRRT) zu funktionieren (Smucker et al., 2008). Beides allerdings ist wiederum nicht zu verwechseln mit dem ‚Imaginativen Resonanz Training nach Paul Meyer' (IRT), einer Methode zur Selbstheilung somatischer Beschwerden.

### 2.17.5 Lösungsorientierte Kurzzeittherapie

Die ‚lösungsorientierte Kurzzeittherapie' wurde maßgeblich von Steve de Shazer (1940–2005) entwickelt und basiert auf Techniken der Hypnotherapie und der Systemischen Therapie. Häufig werden dabei ‚provokative' Interventionen eingesetzt. Derartige Interventionen können die *Einsicht* des Klienten, in welcher Weise er selbst an seinem problematischen Verhalten beteiligt ist, rasch erhöhen (innerhalb der ersten zehn Stunden). Neben viel Erfahrung erfordert die Technik allerdings vom Therapeuten die Fähigkeit, sich ganz auf die Welt des Klienten einzulassen. Die Kurzzeittherapie ist nicht bei allen Störungen gleichermaßen geeignet, ist aber z. B. bei Angst- und Zwangsstörungen häufig erfolgreich.

Überwiegend wird der Begriff ‚Kurzzeittherapie' allerdings von den Krankenkassen verwendet, um eine Therapie von „nicht mehr als 25 Stunden" zu bezeichnen; der Begriff bezieht sich dann *nicht* auf die oben genannten hypno-systemischen Techniken, sondern allein auf die von der Krankenkasse bewilligte Menge an Stunden (vgl. Abschn. 6.8).

### 2.17.6 Mindfulness-Based Stress Reduction Program (MBSR)

Die Technik der ‚Achtsamkeitsbasierten Stressreduktion' (‚Mindfulness-Based Stress Reduction Program', MBSR) wurde von Jon Kabat-Zinn (*1944) in den 1960er-Jahren in den USA entwickelt und ist von Yoga und buddhistischer Meditation beeinflusst. Im Zentrum stehen dabei die Übung der Stille in der Meditation und das achtsame Erleben des eigenen Körpers sowohl in Ruhe als auch in Bewegung (vgl. Abschn. 2.17.1). MBSR wird unabhängig von Psychotherapien in Kursen gelehrt, wird aber auch in psychosomatischen Kliniken und im Rahmen der ‚Psychodynamisch Imaginativen Traumatherapie' eingesetzt.

### 2.17.7 Mehrdimensionale Psychodynamische Traumatherapie (MPTT)

Die ‚Mehrdimensionale Psychodynamische Traumatherapie' wurde maßgeblich von Gottfried Fischer (1944–2013) entwickelt und ist ein methodenübergreifender Ansatz aus verhaltenstherapeutischen Techniken und psychoanalytischen Grundlagen, mit denen die therapeutische Beziehung gestaltet wird.

G. Fischer hat umfassend an der Erforschung von seelischen Verletzungen als Ursache für seelische Störungen (‚Psychotraumatologie') gearbeitet und war unter den Ersten, die mit der früher vorherrschenden Einstellung gebrochen haben, dass „allein die Konfrontation mit der Erinnerung an das traumatisierende Ereignis" heilsam sei (womöglich noch: „je heftiger, desto wirksamer"), und trat entschieden für ein behutsameres Vorgehen ein (vgl. auch ‚PITT', Abschn. 2.17.9, und grundsätzlich dazu das Thema ‚Gewaltfreiheit', Abschn. 6.3).

### 2.17.8 Neuro-Linguistisches Programmieren (NLP)

‚Neuro-Linguistisches Programmieren' ist von verschiedenen Psychotherapiemethoden inspiriert (insbesondere von F. Perls Gestalttherapie und V. Satirs Systemischer Therapie) und basiert auf Erkenntnissen darüber, wie wir die Welt wahrnehmen und wie wir Kontakte durch Sprache strukturieren. Dadurch, dass es teils auf seine psychotherapeutischen Grundlagen bezogen angewendet wird, teils aber auch „nur" als Kommunikationstechnik, sind die Unterschiede hinsichtlich dessen, was unter NLP verstanden und praktiziert wird, groß. Dementsprechend handelt es sich nicht um eine psychotherapeutische Methode – jedenfalls nicht in

Deutschland. Zur Methode ausgebaut wird NLP als ‚Neuro-Linguistische Psychotherapie' in Österreich gelehrt und ist dort als psychotherapeutische Methode auch anerkannt.

### 2.17.9 Psychodynamisch Imaginative Traumatherapie (PITT)

Luise Reddemann (*1943) arbeitete in Bielefeld lange mit traumatisierten Klienten und Klientinnen und entwickelte von der Resilienzforschung ausgehend („Was gibt uns Widerstandsfähigkeit?") ein Konzept, das unter der Bezeichnung ‚Psychodynamisch Imaginative Traumatherapie' (PITT) Verbreitung gefunden hat.

PITT seinerseits beinhaltet verschiedene Techniken, z. B. den ‚Ego-state-Ansatz', die ‚Beobachtertechnik' (die mit dem Bewusstseinszustand des ‚inneren Beobachters' der Achtsamkeit verknüpft ist), die ‚Bildschirmtechnik' (eine imaginative und damit hypno-therapeutische Art, die Konfrontation mit dem traumaauslösenden Geschehen erträglicher zu gestalten). PITT ist also nicht eine einzelne Technik, sondern das Konzept, zu gegebener Zeit verschiedene geeignete Techniken anzuwenden.

### 2.17.10 Somatic Experiencing (SE)

‚Somatic Experiencing' ist eine körperpsychotherapeutische Technik, die von dem Biologen, Physiker und Psychologen Peter Levine (*1942) in den USA entwickelt wurde.

Levine hat eine umfassende biologische und psychologische Theorie darüber aufgestellt, wie ein *Trauma* entsteht und im Körper als „nicht ausgelebte Energie" gespeichert und erinnert wird. Er hat Techniken entwickelt, wie diese Spannungen aufgespürt und außerordentlich behutsam abgebaut werden können. Der Ansatz ist so sehr auf den Körper bezogen, dass die Frage nach zugrundeliegenden Erfahrungen in der Praxis zwar gestellt und bearbeitet werden *kann*, aber nicht *muss*. So kommt es, dass Somatic Experiencing nicht nur von Psychotherapeuten, sondern bisweilen auch von Physiotherapeuten erlernt und angewendet wird.

### 2.17.11 Sophrologie

Die Technik der ‚Sophrologie' wurde um 1960 in Spanien von dem kolumbianischen Psychiater Alfonso Caycedo (*1932) begründet. Sie basiert ihrerseits auf Yoga und Meditationstechniken und findet in der Schweiz (von Frankreich her kommend) zunehmende Verbreitung.

## 2.17.12 Systemaufstellungen

Ursprünglich geht die Technik auf Virginia Satir (vgl. Abschn. 2.10) und ihre Arbeit mit ‚Familienskulpturen' zurück. In Deutschland ist die Systemaufstellung vor allem unter dem Begriff ‚Familienaufstellung' bekannt geworden, zunehmend auch als ‚Strukturaufstellung'. Üblicherweise werden Aufstellungen im Rahmen von Seminaren gemacht, sodass andere Seminarteilnehmer als ‚Stellvertreter' aufgestellt und befragt werden können.

Um das Beziehungsgefüge eines Systems (z.B. der Familie) zu „stellen", macht sich der Klient in einem ersten Schritt bewusst, was genau er erfahren möchte (das Anliegen). Erst danach wählt er für die Teile des Systems (z.B. Mitglieder der Familie), die bezüglich dieses Anliegens relevant sind, aus den Teilnehmern Stellvertreter aus, die er dann in einem dritten Schritt im Raum „zueinander in Beziehung stellt". Abstand und Ausrichtung der Personen bilden dabei die einzigen *und* die ausschlaggebenden Qualitäten. (So macht es ja eben einen Unterschied, ob Sie als Paar nebeneinander eng umschlungen die Straße entlanggehen oder ob er zehn Meter vor ihr läuft und sich nicht einmal umdreht.)

Bei der Aufstellung bekommt die innere Vorstellung des Klienten, wie das Beziehungsgefüge gestaltet ist, ein Bild. Allein das bedeutet oft schon einen Erkenntnisgewinn und hat erstaunliche Auswirkungen: zu sehen, wie „beziehungslos" ein System ist oder auch wie „nah" sich Personen stehen, die man für „entfernt" gehalten hat. Das entscheidende und faszinierende Phänomen ist allerdings, wie sich bei den Stellvertretern, allein aufgrund ihrer Position zueinander, Emotionen und Gefühle einstellen (‚repräsentierende Wahrnehmung'), die auffällig oft mit der realen Situation der Familie bzw. des Systems korrespondieren und die verhältnismäßig zuverlässig unabhängig von der Person des Stellvertreters auftreten. (Bei diesem für die herkömmliche Wissenschaft schwer fassbaren Phänomen scheinen Kräfte zu wirken, wie man sie in der Kinesiologie beobachten kann.) Mit einer gewissen Erfahrung lässt sich die Technik auch ohne weitere Mitwirkende einsetzen, indem mit Platzhaltern gearbeitet wird und dieselbe Person nacheinander die einzelnen Positionen einnimmt – wenn die Möglichkeit dazu besteht, ist die Arbeit mit „echten Menschen" aber im Allgemeinen zu bevorzugen.

Grundsätzlich können nicht nur Familien oder Teams, sondern kann jedes System aufgestellt werden. So kann auch mit körperlichen Symptomen (der Körper als Organismus) oder mit bevorstehenden Entscheidungen (‚Dilemma') gearbeitet werden. Als zusätzliche Informationsquelle ist die Technik höchst ergiebig, als therapeutisches Instrument mit Vorsicht zu behandeln.

Unter dem Begriff ‚Familienaufstellung' ist die Technik mit Bert Hellinger (*1925) verbunden, der seine großen Verdienste bei deren Weiterentwicklung hat. Hellinger ist allerdings heftig umstritten und hat sich aus therapeutischer Sicht disqualifiziert, indem er Klienten und Klientinnen wiederholt in dogmatischer Weise seine Sicht einer Lösung aufgezwängt hat. Darin werden sowohl die Stärken als auch die Schwächen dieser Technik sichtbar: Die Art und Weise, in der sich bei einer Aufstellung die Eigenschaften eines Systems zeigen, ist beeindruckend und überzeugend. Spätestens bei der Suche nach einem ‚Lösungsbild' verführt die Technik allerdings dazu, vermeintlich „offensichtliche Lösungen" als Ergebnis zu präsentieren. Soweit die Lösung aber aus der Welt des Therapeuten stammt und eben nicht das Erleben des Klienten spiegelt, wird sie als Lösung seines Problems mit hoher Wahrscheinlichkeit fehlgehen und nur kurzfristig Erleichterung bringen (‚Suggestion'). Die qualitativen Unterschiede von Aufstellungsseminaren sind entsprechend groß. Eine professionelle Nachbetreuung ist, gerade falls Bedeutsames zu Tage getreten ist, zu empfehlen, denn: „Die Arbeit mit der Aufstellung beginnt, wenn die Aufstellung vorüber ist." (Gunthard Weber, 2010)

## 2.18 Resümee

Die meisten der hier vorgestellten Techniken entstammen spürbar einer bestimmten Methode. Kennzeichen, worin sich die Methoden unterscheiden, sind z. B., ob das Vorgehen eher problem- oder lösungsorientiert ist oder ob eher auf den Verstand bezogen (‚kognitiv') oder erfahrungsorientiert gearbeitet wird. In diesen unterschiedlichen Vorgehensweisen drückt sich die jeweils zugrundeliegende *Haltung* aus.

Die Haltungen hinter den Methoden unterscheiden sich hinsichtlich (Revenstorf, 1982, Bd. I):
- ihrer *Ziele* (will ich nur einzelne Aspekte, Fähigkeiten verändern oder gleich „den ganzen Menschen"?),
- ihrer *Werte* (geht es darum, „normal" zu sein, oder darum, die individuelle Entwicklung anzustreben?),
- ihrer *Theorie* (wie wird das Entstehen von Störungen oder auch die Wirksamkeit der Therapie begründet?) und

- ihres *Ansatzes* (mental oder körperlich, über den Verstand oder die Emotionen?).

Ziele, Werte, Theorie und Ansatz einer jeden Methode hängen also jeweils zusammen und überschneiden sich darin auch.

Nach Zielen und Werten werden die unterschiedlichen Methoden grob zusammengefasst in *psycho-dynamische* (an inneren Konflikten orientierte), *behaviorale* (am Verhalten orientierte), *humanistische* (am grundsätzlich positiven Menschenbild orientierte) und *systemische* (an den Wechselwirkungen der im System beteiligten Personen orientierte) Verfahren. Nach dieser Einteilung lassen sich die oben vorgestellten Methoden in etwa folgendermaßen zuordnen:

*Psycho-dynamische Methoden:*
- Psychoanalyse
- Analytische Psychotherapie
- Individualpsychologische Psychotherapie
- Tiefenpsychologisch fundierte Psychotherapie

*Behaviorale Methoden:*
- unter dem Oberbegriff Verhaltenstherapie praktizierte Methoden

*Humanistische Methoden:*
- Klientenzentrierte Psychotherapie
- Gestalttherapie
- Hypnotherapie
- Transaktionsanalyse
- Bioenergetik
- Konzentrative Bewegungstherapie
- Pesso-Therapie
- Hakomi-Therapie

*Systemische Methode:*
- Systemische Therapie

*Künstlerische Therapiemethode:*
- Tonfeldtherapie

(Auf die Haltung hinter den jeweiligen Methodengruppen kommen wir im Abschn. 6.2 noch einmal zurück.)

Das ist allerdings eine relativ grobe Einteilung. Einerseits lassen sich manche Methoden nicht einfach nur einer dieser Gruppen zuordnen, ihren Grundsätzen zufolge findet man sie in verschiedenen Gruppen wieder (so sind z. B. einige humanistische Methoden „tiefenpsychologisch fundiert" und haben damit eine gemeinsame Basis mit den psychodynamischen Methoden). Andererseits gibt es gute Gründe, die Methoden auch nach ganz anderen Gesichtspunkten zusammenzufassen (z. b. kognitiv und erfahrungsorientiert). Und zum Dritten sind alle diese Methoden ständig in Entwicklung: So gibt es z. b. in der Psychoanalyse Bestrebungen, auch eine ‚Kurzzeittherapie' anzubieten; es gibt systemische Ansätze, gezielt störungsspezifisch zu arbeiten; verschiedene Körperpsychotherapiemethoden haben sich auf gemeinsame Ausbildungsstandards verständigt, sodass bisweilen schon von *einer* Methode mit unterschiedlichen Techniken gesprochen wird; und diese körperpsychotherapeutischen Ansätze wiederum finden zunehmend Beachtung in Methoden ganz anderer Herkunft. Auch wenn ein und dieselbe Technik, je nachdem, vor welchem methodischen Hintergrund und mit welcher Haltung sie ausgeführt wird, unterschiedlich aussehen kann – wenn sie professionell begleitet werden, gibt es verschiedene Wege, die therapeutisch gleichermaßen wirksam sein können.

Viele Therapeuten arbeiten zusätzlich zu der ursprünglich erlernten Methode auch mit Techniken, die einer anderen Methode entstammen. So kommt es zu einem ganz persönlichen therapeutischen Stil, wobei uns die Bezeichnungen der angewendeten Methoden und Techniken dann etwas über die *persönliche Haltung* des Therapeuten oder der Therapeutin verraten.

Aber wie machen die oben genannten Therapeuten und Therapeutinnen das genau? Wie funktioniert Psychotherapie, *wenn* sie funktioniert? Dieser Frage widmet sich das folgende Kapitel.

# 3. Die Welt der Psyche

> *„Was wir versprechen, diktieren unsere Hoffnungen,*
> *was wir halten, unsere Ängste."*
>
> François de La Rochefoucauld (1613–1680)

## 3.1 Zum Begriff der Psyche

Heute wird unter dem Begriff ‚Psyche' das *Seelenleben* verstanden, das die wissenschaftliche Psychologie wiederum in zwei Aspekte unterteilt, in
- Denken und
- Fühlen.

Denken und Fühlen sind also zwei Aspekte, die unser inneres Erleben ausmachen.

Dieses „innere Erleben" lässt sich im Körper nicht an einem bestimmten Ort lokalisieren, ja, Seelenleben wird häufig geradezu im Gegensatz zum körperlichen Erleben verstanden. Obwohl doch das Denken, so denken wir, vorwiegend im Kopf stattfindet. Manchmal haben wir aber auch Herzklopfen, wenn wir an etwas Bestimmtes denken. Und es kann auch passieren, dass wir ein „komisches Gefühl im Bauch" haben. – Hat dieses innere Erleben also wirklich so wenig mit dem Körper zu tun? Wie sehr sind es geistige Prozesse und wie sehr körperliche? Oder wieder anders gefragt: Lässt es sich überhaupt trennen? Für das Verständnis davon, wie die Psyche funktioniert, und dafür, wie wir die psychische Verfassung beeinflussen und „therapieren" können (und wie nicht), spielen Antworten auf diese Fragen eine wichtige Rolle.

Dass unter dem Seelischen eine vorwiegend geistige Aktivität verstanden wird, war nicht immer so. Ursprünglich stand der Begriff Psyche ganz allgemein für „Belebtheit", damit war also die Lebendigkeit des Menschen, sein Atem, sein Herz gemeint. Wobei allerdings das Erleben des Einzelnen eine lange Zeit in unserer Kulturgeschichte sowieso keine große Rolle gespielt hat. Erst im Zuge der Aufklärung (18. Jhdt.) und vollends dann mit der Romantik (19. Jhdt.) gewinnen das ‚Ich' und das individuelle Erleben an Bedeutung. Gleichzeitig ist die Aufklärung eng an die *Vernunft* geknüpft; der „vernünftige" Geist wird vom „triebhaften" Körper unterschieden, um nicht zu sagen getrennt. Mit einem entschiedenen „Ich denke, also bin ich" (René Descartes, 1596–1650) wird der Verstand zum Ursprung des Ichs und wird das „verstandesmäßige Handeln" zum Lebensziel erklärt. Diese Betonung des Verstandes prägt neue Staatsformen und markiert den Beginn des sensationellen Aufstiegs der Naturwissenschaften seither.

Ende des 19. Jahrhunderts, als Sigmund Freud und Josef Breuer die systematische Psychotherapie begründet haben, war die von der naturwissenschaftlichen Beobachtung geprägte Lehrmeinung: „Wir sind traurig, weil wir weinen." Freud stellte diese wissenschaftliche Erkenntnis mit seinen Theorien auf den Kopf und konstatierte: „Wir weinen, weil wir traurig sind" (was sich auch heute irgendwie logisch anhört). Die neurologische Forschung der letzten 15 Jahre legt allerdings wieder das Gegenteil nahe: Wenn wir den Messungen mittels Magnetresonanztomographen glauben dürfen, dann reagiert unser Körper, *bevor* der entsprechende Gedanke durch unser Hirn kreist (Benjamin Libet kam bei seiner Studie 2007 auf 0,3 Sekunden, John Dylan Haynes später sogar auf 10 Sekunden; Buchner, 2012). Sind wir nun also doch „traurig, weil wir weinen"?

Vielleicht sind sich Körper und Psyche ja näher, als wir denken, und das unabhängig vom Verstand. Für Carl Gustav Jung (1875–1961) gehörte neben den beiden Aspekten des Denkens und Fühlens auch die *Wahrnehmung* und die *Intuition* zu den Grundfunktionen der Psyche. Und der französische Schriftsteller und Philosoph Paul Valéry (1871–1945) sah den Verstand regelrecht im Gegensatz zum ‚Sein', als er in Anspielung auf Descartes formulierte: „Manchmal denke ich, und manchmal bin ich."

## 3.2 Psychosomatik – die Wechselwirkung von Psyche und Körper

Wie verhält es sich nun also mit dem Körper und der Seele? Kopfschmerzen, Bauchschmerzen, Rückenschmerzen, damit geht man zum Arzt, ist doch klar. Falls wir uns einmal über Monate „niedergeschlagen" fühlen, ja dann mag ein Psychotherapeut vielleicht nützlich sein (allerdings führt auch dann der erste Weg oft zum Arzt) – obwohl doch der sogenannte ganzheitliche Ansatz davon ausgeht, Seele und Körper seien *eins*. Was ist davon zu halten und wie viel haben die beiden miteinander zu tun?

Es ist ein offenes Geheimnis, dass in einer Allgemeinarztpraxis 5 bis 20 Prozent, in einem Allgemeinkrankenhaus sogar 17 bis 30 Prozent der Patienten unter körperlichen Beschwerden leiden, die zumindest „nicht ausreichend" durch organische Ursachen erklärbar sind (sogenannte ‚somatoforme Störungen'; Koeslin, 2011). Und auch, dass diese Patienten oft jahrelang unterwegs sind, von einem Arzt zum anderen, auf der Suche nach einer *organischen Ursache* für ein Leiden, das aber offenbar *psychisch* bedingt ist (die Angaben schwanken hier zwischen fünf und sieben Jahren).

Als „klassische" körperliche Erkrankungen, bei deren Entstehung von einer Beteiligung der Psyche ausgegangen wird (‚Psychosomatosen'), wurden schon vor über 50 Jahren von Franz Alexander (1891–1964) die folgenden genannt:
- Magen- und Zwölffingerdarmgeschwür,
- (geschwürige) Dickdarmentzündung,
- Asthma bronchiale,
- Schilddrüsenüberfunktion,
- Bluthochdruck, bei dem keine organische Ursache nachgewiesen werden kann,
- rheumatoide Arthritis und
- Neurodermitis.

Hier haben wir also eine recht bunte Sammlung von Erkrankungen, die mit Grundfunktionen wie Atmung und Herzschlag zu tun haben, die aber auch den hormonellen Kreislauf, das Autoimmunsystem, den Magen-Darm-Trakt oder die Haut betreffen. Kann das wirklich alles mit der Psyche zusammenhängen?

Ein Forschungsbereich, der sich mit dem Zusammenwirken von Psyche und Körper beschäftigt, ist die ‚Psychosomatik'. In der Medizin ist die Psychosomatik (‚Soma' = Körper) seit etwa 1935 als eigenes Fach verankert, in Deutschland seit 1970 als Teil des Medizinstudiums Pflicht. Psychosomatik ist sozusagen die Anschauung, *dass* es Wechselwirkungen zwischen Körper und Psyche gibt. So werden innerhalb der Psychosomatik laufend Erfahrungen darüber gesammelt, wie sich
- körperliche Prozesse auf die Psyche auswirken (‚somatopsychische' Herangehensweise, z. B. bei Krebserkrankungen), und wie sich umgekehrt
- psychische Prozesse auf den Körper auswirken (z. B. Depressionen).

Bei dem Versuch, Folgen und Ursachen zu sortieren und in einen Zusammenhang zu bringen, sind interessante Ergebnisse herausgekommen. Gut belegt ist inzwischen z. B.:
- dass Depressionen und Herz-Kreislauferkrankungen zusammenhängen (Bauer, 2004),

- dass Arbeitsdruck, insbesondere empfundene Unfairness, sich auf das Vorkommen von Herz-Kreislauferkrankungen auswirkt (Siegrist, 2012),
- dass Emotionen sich auf den Magen-Darm-Trakt auswirken und dass das wiederum die körpereigene Abwehr von Erregern beeinflusst (Elsenbruch, 2011), und
- dass unsere Lebensumstände, vor allem chronischer Stress, eine wichtige Rolle dafür spielen, wie gut sich unsere Körperzellen ganz allgemein regenerieren (Blackburn, 2009).

Inzwischen mehren sich die Hinweise darauf, dass auch undefinierte Kopfschmerzen, Bauchschmerzen und Rückenschmerzen oftmals psychisch bedingt sind. Und wenn der eigentliche Auslöser unentdeckt bleibt, ist die Wahrscheinlichkeit groß, dass das Leiden ‚chronisch' wird.

Trotzdem ist die vor ein paar hundert Jahren etablierte, kulturell bedingte Trennung von Körper und Psyche in vielen Köpfen nach wie vor fest im Denken verankert. Die schon ältere Idee einer „wechselseitigen Konsultationspflicht" (Schmidbauer, 1994) hat also offensichtlich nach wie vor ihre Berechtigung: Im Bereich der Psychosomatik wäre sicher einiges gewonnen, wenn nicht nur Psychotherapiepatienten bei einem Arzt vorstellig werden müssten, um vorweg eine *körperliche Ursache* auszuschließen, sondern auch umgekehrt ärztliche Patienten in bestimmten Fällen (z.B. vor Operationen oder einer Psychopharmakatherapie) zunächst an einen Psychotherapeuten überwiesen würden, um *psychische Ursachen* auszuschließen. Dass eine medizinische Therapie von vornherein auch psychotherapeutisch begleitet wird, wird Patienten wohl nur bei Suchterkrankungen (z.B. Alkohol) und Essstörungen (extremes Unter- bzw. Übergewicht) regelmäßig nahegelegt. Immerhin: Bei chronischen Rückenschmerzen wird Ärzten die „Erhebung psycho-sozialer Faktoren" inzwischen per ‚Leitlinie' empfohlen (BPtK, 2011a).

Während die Schulmedizin unter ‚Anamnese' lediglich die „Vorgeschichte der Erkrankung" versteht, begreift z.B. die Homöopathie darunter die „Gesamtdarstellung einer Person einschließlich ihrer Erkrankung". Dementsprechend gehören Fragen wie „Wie reagieren Sie auf Trost?", „Sind Sie glücklich?" oder gar „Haben Sie Angst?" zu einer ganzheitlichen Anamnese selbstverständlich dazu (Dorcsi, 1986, S. 149). Weitere Fragen, die im Zusammenhang mit körperlichen Beschwerden aus psychotherapeutischer Sicht relevant sein können, sind zum Beispiel (nach Koeslin, 2011):

- Könnten Faktoren wie Veranlagung, aktuelle Belastungen oder Belastungen aus der Kindheit einen Anteil an der Entstehung ihrer Erkrankung haben?
- Warum ist genau dieses Organ betroffen, und warum zu genau diesem Zeitpunkt?
- Wie gehen Sie mit dieser Krankheit um, und wie könnten Maßnahmen aussehen, die Ihnen helfen?
- Fallen Ihnen Faktoren ein, die dazu beitragen, dass die Beschwerden sich nicht bessern?

Ärzte und Psychologen haben im Lauf der Zeit verschiedene Konzepte entwickelt, die Möglichkeiten aufzeigen, auf welche Weise die Psyche auf den Körper einwirken könnte (z. B. die Modelle der ‚vegetativen Neurosen', ‚Desomatisierung/Resomatisierung' oder ‚Alexithymie'). Unabhängig von diesen Modellen ist es vielleicht am einfachsten, sich vorzustellen, dass sich Körper und Psyche wie die beiden Seiten ein und derselben Fläche verhalten. Ob das Material, aus dem diese Fläche ist, härter oder weicher ist, das können Sie sich aussuchen. Aber ganz egal, wie hart es ist: früher oder später und wenn nur genug Druck ausgeübt wird, bekommt auch die andere Seite eine Beule (oder die ganze Fläche „reißt"). So bildet sich die Erfahrung und die Befindlichkeit einer jeden Seite, beim einen früher, beim anderen später, *immer* auf beiden Oberflächen ab.

Die ganzheitliche Sicht erklärt außerdem, warum wir niemals nur einen einzelnen Aspekt verändern können, ohne zugleich den gesamten Organismus eines Menschen zu beeinflussen. Wenn das so ist, können wir aber auch viele Symptome sowohl von der körperlichen als auch von der psychischen Seite her angehen: in der Psychosomatik geben sich medikamentöse/physio-therapeutische Methoden (die beide vorwiegend auf den Körper einwirken) und psycho-therapeutische Methoden (die vorwiegend auf die Seele einwirken) gewissermaßen die Hand. So wie Massagen psychische Effekte auslösen können (z. B. sich „wie ein Kind" zu fühlen), so *kann* Psychotherapie körperliche Symptome verändern (von der unwillkürlichen Korrektur einer Körperhaltung bis hin zu einem veränderten Herzrhythmus und freierer Atmung ist tatsächlich alles schon da gewesen).

Wobei es jeweils Methoden gibt, die sich näher an dieser Schnittstelle zwischen Körper und Psyche aufhalten als andere. So gibt es einerseits physiotherapeutische Methoden, die bewusst die Psyche mit einbeziehen (z. B. Osteopathie, Shiatsu), als auch andererseits körperpsychotherapeutische Methoden, die von vornherein den Körper mit einbeziehen. Aber auch innerhalb der Körperpsychotherapie gibt es noch feine Unterschiede, die auf derselben Skala liegen: Während z. B. in der Hakomi-Therapie der Körper vor allem mittelbar eingesetzt wird, um Erfahrung zu schaffen, beinhaltet die Bioenergetik auch reine Körper-Übungen, deren Wirkung aber auf die Psyche abzielt.

Natürlich ist es sinnvoll, bei körperlichen Leiden eine mögliche organische Ursache durch eine Ärztin abklären zu lassen. In vielen Fällen, vor allem bei lang andauernden körperlichen Beschwerden, ist es aber durchaus berechtigt, auch einen Gang zur Psychotherapeutin in Betracht zu ziehen. Womöglich gibt es keinen einzigen körperlichen Bereich, auf den die Psyche nicht, positiv wie negativ, ebenfalls Einfluss nimmt. – Keinen einzigen? Und wie ist das dann mit den „unveränderlichen Genen"? Und wie erst mit unserer körperlichen Gestalt?

## 3.3 Körper und Gene – wie viel ist festgelegt, wie viel können wir verändern?

Wir können also auf den Körper und die Seele einwirken, jeweils auf dem Weg über den Körper *oder* die Seele. Aber sind denn körperliche Prozesse (und womöglich seelische auch) nicht „genetisch gesteuert"? Allenthalben hört und liest man doch, dass die Gefahr, bestimmte Erkrankungen zu erleiden, von diesem oder jenem Gen abhängt. Für Gentechnologie werden Unsummen ausgegeben – inzwischen auch von Privatpersonen, die mit Hilfe der Untersuchung ihrer DNA einen Blick in ihre persönliche und vermeintlich unabänderliche Zukunft riskieren wollen. Lohnt sich das?

Plausible Antworten auf die Frage: „Wie viel ist genetisch festgelegt und wie viel ist erlernt?", liefert zunächst einmal die sogenannte *Zwillingsforschung*. (Wobei es unterschiedliche Arten von Zwillingskindern gibt: Es gibt eineiige Zwillinge, die bei der Zeugung beide eine identische genetische Anlage bekommen haben; und es gibt zweieiige Zwillinge, die von ihrer genetischen Veranlagung her ebenso unterschiedlich sind wie Geschwister, die mit einem größeren zeitlichen Abstand gezeugt und geboren werden.) Für die Zwillingsforschung sind vor allem die eineiigen Zwillinge interessant, denn an ihnen lässt sich nachvollziehen, wie groß der Einfluss ist, den das spätere Leben auf uns hat – schließlich sind sie ja zu einem frühen Zeitpunkt, biologisch gesehen, einmal identisch gewesen. Kurz gesagt, kommt die Zwillingsforschung zu dem Schluss, *dass geneti-*

*sche Veranlagung und andere Faktoren in etwa jeweils die Hälfte ausmachen* (Miller, 2012).

Dass unsere DNA unabänderlich unser Schicksal bestimmt, war also eine Annahme, die so offenbar nicht zutrifft (Shapiro, 2005): Das Genom wird während der Zellteilung eben nicht einfach nur kopiert, sondern „es werden Informationen gelesen *und* eingeschrieben" (Shapiro, 2011). Zumindest einen Teil der Erklärung liefert das Fachgebiet der *Epigenetik*. Durch so etwas wie einen „An / Aus-Schalter" (den Zustand des ‚Chromatins') wird gesteuert, ob eine entsprechende genetische Sequenz reproduziert wird – oder eben nicht. Ob eine vorhandene genetische Veranlagung auch wirksam wird, wird also fortlaufend durch unseren Lebensstil, die Erfahrungen, die wir machen, und durch die psychische Verfassung beeinflusst (Lipton, 2008). Dieser Einfluss des persönlichen Erlebens reicht bis in unsere biologische Alters-Uhr: Wie langlebig die einzelnen Zellen eines Organismus' sind, hängt mit den sogenannten ‚Telomeren' (den Enden unserer Erbgutfäden, den Chromosomen) zusammen. Man hat nun festgestellt, dass sich insbesondere Stress auch auf diese Telomere auswirkt und dass frühe Belastungen in der Kindheit sogar „besonders tiefe Spuren im Zellkern" hinterlassen (Blackburn, 2009). Und all das, nicht nur die DNA, auch der jeweilige, aufgrund unserer Erfahrungen veränderte Zustand der genetischen Disposition, wird gegebenenfalls weitervererbt (Kong, 2012).

Unsere körperliche Gesundheit, was wir an unsere Kinder weitergeben und auch wie lange wir leben (jedenfalls sofern wir eines natürlichen Todes sterben), hängt also alles sowohl von der Erbmasse *als auch* von den individuellen Erfahrungen ab. Auf diese Weise greifen psychische Verhaltensmuster und körperliche Verfassung laufend ineinander, in einer fortdauernden Evolution. Und Stress ist der „Killer".

Die seelische Verfassung wirkt allerdings nicht nur unter der Haut, sie betrifft auch unsere körperliche Erscheinung. Der Körper „denkt" nicht in einzelnen Muskeln, alltägliche Bewegungsabläufe werden immer durch die Zusammenarbeit sogenannter ‚Muskelketten' vollzogen, die in ihrer Bewegung ineinandergreifen. Auf diese Weise ist letztlich auch die Form des Körpers „durch die Bewegungsmuster bedingt, die ihrerseits den Gemütszustand der Person reflektieren" (Richter & Hebgen, 2007, S. 11). Über die gewohnheitsmäßige Anspannung von Muskeln haben wir so im Verlauf unseres Lebens die eigene körperliche Gestalt „geformt" – und beeinflussen sie durch unsere innere Haltung natürlich weiterhin (Lowen, 1979; Kurtz & Prestera, 1979).

Der Körper wirkt auf die seelische Befindlichkeit – und umgekehrt. So wie unser Erleben von unserem Körper abhängt, ist unser körperliches Wesen ein Ergebnis unserer Erfahrungen. Allerdings sind positive wie negative Erfahrungen, wenn wir sie zu einem sehr frühen Zeitpunkt in unserem Leben machen, eben auf besondere Weise prägend.

## 3.4 Bindungserfahrung und ‚Arousal' – die Bedeutung frühkindlicher Erfahrungen

Wohltuende Erlebnisse lassen uns, genauso wie Verletzungen, verändert zurück. Wir nehmen Eindrücke auf, lernen Menschen kennen und nehmen wahr, wie sie auf uns reagieren. Aus diesen Erfahrungen ziehen wir Schlüsse und verleihen ihnen so Bedeutung. Aufgrund solcher Überzeugungen wiederum versuchen wir, uns so zu verhalten, dass andere mit uns so umgehen, wie es unseren Bedürfnissen entspricht. (Wir schreien, wenn wir Hunger haben, und wenn wir älter werden, lernen wir, dass es nicht immer angebracht ist, gleich zu schreien, damit wir etwas zu essen bekommen usf.)

Das funktioniert jedoch nicht immer: Manchmal werden unsere Bedürfnisse frustriert, manchmal sogar elementare Rechte verletzt. Auch daraus ziehen wir unsere Rückschlüsse. Deswegen besteht später unser Handeln oft auch darin, (vermeintlich) drohende Ereignisse zu vermeiden und dafür zu sorgen, dass uns irgendetwas „nicht wieder passiert". – Erfahrungen im Kontakt mit anderen *prägen* uns: Sie prägen unsere Erinnerung, unsere Gefühle, unser Denken und unser Verhalten.

Es gibt viele verschiedene Theorien darüber, wie seelische Erkrankungen entstehen (z. B. das ‚Vulnerabilitäts-Stress-Modell', das ‚Polyätiologische Modell'). Einigkeit unter diesen Erklärungsmodellen besteht weitgehend darüber,
- dass in etwa *die ersten beiden Lebensjahre* auf bedeutsame Weise prägend für unser Verhalten sind und
- dass die meisten seelischen Erkrankungen nicht durch eine einzige Ursache ausgelöst werden, sondern *durch das Zusammenspiel verschiedener Ereignisse* (dass sie also ‚multifaktoriell bedingt' sind).

Auf das ‚sensumotorische' Erklärungsmodell der US-amerikanischen Körperpsychotherapeutin Pat Ogden, ihres Kollegen Kekuni Minton und ihrer Kollegin Clare Pain, das sowohl tiefenpsychologisch fundiert als auch an körperlichen Prozessen orientiert ist, möchte ich näher eingehen (Ogden, Minton & Pain, 2010).

Wenn wir auf die Welt kommen, sind wir zunächst einmal sehr abhängig von unserer Umgebung. Mit unserem Körper nehmen wir Eindrücke auf und er signalisiert, was uns guttut, und was nicht: Was uns guttut, löst ein Lustgefühl aus, sodass wir „mehr davon" wollen; was uns nicht guttut, erregt Ekel, Angst oder Wut und sorgt so dafür, dass wir es vermeiden wollen. Wir sind in einem ständigen Wechsel von Ruhe und Erregung (engl. ‚arousal'), wobei aber unsere Möglichkeiten, die eigenen Bedürfnisse selbst zu befriedigen und so die Erregung zu kontrollieren, extrem begrenzt sind. Wir sind abhängig davon, dass diejenigen Personen, die für dieses Kleinkind sorgen, auf dessen Erregungszustände reagieren, die Ursache dafür richtig zuordnen und entsprechende Abhilfe schaffen (falls das Schreien Hunger und Durst gilt, dass wir dann etwas zu essen oder trinken bekommen, falls es die Kälte ist, dass wir dann Wärme bekommen usf.).

Entspricht die Handlung der primären Bindungsperson *hinsichtlich des Zeitpunkts, der Art und der Menge der Zuwendung* unserem Bedürfnis, machen wir die befriedigende Erfahrung, dass dieser Erregungszustand keine negativen Folgen hatte, sondern im Gegenteil: Die Befriedigung, das Abnehmen des ‚Arousals', sorgt für angenehme Gefühle. Im Lauf der Zeit lernen wir aufgrund positiver Erfahrungen, die Erregungszustände zunehmend selbst zu kontrollieren. Mit der Zuversicht, dass sich die Erregung legen wird, wenn wir sie auf diese oder jene Weise zum Ausdruck bringen, entwickeln wir nach und nach eine größere *Toleranz*: Wir „reifen" und können immer größere Erregung aushalten, ohne dass sie uns gleich aus der Fassung bringt. Während wir zunächst noch ganz auf die ‚Fremdregulierung' der Erregung angewiesen waren, sind wir damit bereits im Stadium der ‚Koregulierung' angekommen.

In den Momenten allerdings, in denen unsere Umwelt bzw. die primäre Bindungsperson *nicht angemessen* auf die Bedürfnisse reagiert (indem sie unter- oder überreagiert), machen wir eine andere Erfahrung: Selbst mit Hilfe der Bezugsperson(en) konnten wir den Zustand der Erregung nicht regulieren. Wir lernen, dass uns die entsprechende Situation *überfordert*.

Die Ergebnisse der Säuglings- und *Bindungsforschung* bestätigen dieses Modell. Die Bindungsforschung unterscheidet zwischen
- ‚Grundbedürfnissen' (Nahrung, Wärme, Zuwendung) und
- ‚Bedürfnissen des Motivationssystems' (Bedürfnis nach: Regulierung psychischer Erregung, Bindung und Zugehörigkeit, Exploration und Selbstbehauptung, Rückzug, sowie Genuss und sexueller Erregung).

Im Gegensatz zu den Grundbedürfnissen, die angeboren sind, werden die Bedürfnisse des Motivationssystems erst durch die Interaktion mit den primären Bindungspersonen *geprägt* (Thielen, 2009). Der Lernprozess, wie die nächste Umgebung auf unsere Erregungszustände reagiert und inwieweit wir sie zunehmend selbst regulieren können, ist Teil unserer Entwicklung. Er ist bestimmend für unseren späteren Umgang mit Spannung oder Erregung; er bildet die Grundlage für unsere spätere Fähigkeit zur ‚Selbstregulation'.

Wobei Selbstregulation etwas vollkommen anderes ist als „Selbstbeherrschung": Wenn ich in der Schlange vor dem Postschalter stehe, sich direkt vor mir jemand reindrängelt und ich ihn stumm gewähren lasse, ihm aber innerlich kochend die Pest an den Hals wünsche – dann habe ich mich lediglich „beherrscht". Wenn es mir dagegen gelingt, meine Erregung wahrzunehmen, ohne aber gleich wütend zu reagieren, dann komme ich vielleicht sogar dazu, mich zu fragen, was mich daran eigentlich so wütend macht. Vielleicht werde ich sogar die Möglichkeit in Betracht ziehen, dass dieser jemand es einfach wahnsinnig eilig hat (auch wenn sein Drängeln dafür keine angemessene Lösung zu sein scheint). Jedenfalls aber fällt es mir dann sicher leichter, ihn gelassen darauf anzusprechen und zu sehen, ob wir zu einer Lösung für sein Bedürfnis *und* für mein Bedürfnis kommen können. – Selbstregulationsfähigkeit ist „kreative Anpassung an die Umwelt" (Marlock, 2009, S. 37), oder anders gesagt: Unsere Fähigkeit zur Selbstregulation bestimmt darüber, inwieweit es uns gelingt, *angemessen* auf die Umwelt reagieren zu können.

Die Erfahrungen, die wir im Zusammenhang mit der Steuerung von Erregung gemacht haben, bilden sich freilich auch beim Erwachsenen auf der körperlichen Ebene ab, z. B. in einer erhöhten (oder auch niedrigeren) grundsätzlichen Anspannung. Viele psychische Störungen gehen auffallend häufig mit Suchterkrankungen wie Tabak-, Alkohol- oder Medikamentenmissbrauch einher (‚Komorbidität'). Es liegt nahe, dass die Aufnahme dieser Drogen oftmals den Versuch darstellt, körperliche Erregungszustände zu beeinflussen und so zu kontrollieren.

Da unsere Fähigkeit, als Erwachsene in befriedigender Weise Beziehungen zu führen, offenbar in hohem Maße davon abhängt, wie die Phase unserer frühesten Kindheit verlaufen ist und wie sich der Kontakt mit den direkten Bezugspersonen (in der Regel also den Eltern) gestaltet hat, kann man sagen: Wir starten in gewisser Weise mit einem Teil des Rucksacks, den unsere Eltern in dieser Lebensphase selbst getragen haben. – Viele von uns sind selbst Eltern und fragen sich dann: „Habe *ich* denn alles richtig gemacht? Was habe ich wohl bei *meinem* Kind ausgelöst?" Und es beginnt unter Umständen ein fruchtloses Ringen zwischen dem eigenen schlechten Gewissen und der Unmöglichkeit, sich oder die eigenen Eltern (oder andere Bezugspersonen aus der Kindheit) von einer Verantwortung zu entlasten, die wir bzw. sie nun mal hatten. Der bedeutende britische Kinderarzt und Bindungsforscher Donald W. Winnicott (1896–1971) hat diesbezüglich den Begriff der ‚ausreichend guten Mutter' (‚good enough mother') geprägt: Es geht nicht darum, *alles* richtig zu machen, das wäre eine unlösbare Aufgabe. Es geht darum, als Eltern „gut genug" zu sein, um nicht gerade das Schlimmste (und vielleicht auch nicht das Zweitschlimmste) auszulösen. Von mehr reden wir hier nicht.

Überraschend oft spielen übrigens, im einen wie im anderen Fall, Geschwister eine Rolle. Sei es, dass sie jüngeren Geschwistern gegenüber ein tyrannisches Regime geführt haben, sei es, dass sie in eine Versorgerrolle eingetreten sind (durch die sie allerdings schnell selbst in eine Überforderung geraten). Es ist, wie überall sonst auch, eine Frage des Maßes. Sobald, selbst in einem ungünstigen Umfeld, auch nur *eine* Bezugsperson regelmäßig präsent ist, die einen guten Kontakt und eine liebevolle Beziehung lebt und demonstriert (wenn es schon nicht einer der beiden Elternteile ist, sind es manchmal hilfreiche Großeltern, andere Verwandte oder jemand aus der Nachbarschaft), scheint jedenfalls „das Schlimmste" oftmals schon abgewendet.

## 3.5 Psychotraumatologie – die Wissenschaft von den Folgen psychischer Verletzungen

Einerseits hat jede psychotherapeutische Methode ihre eigene ‚Neurosenlehre' (oder sie bezieht sich auf bereits bestehende Modelle), mit der sie zu erklären versucht, wie es zu bestimmten seelischen Erkrankungen kommt. Andererseits wird auch in Fächern wie der ‚Entwicklungspsychologie' und der ‚Psychotraumatologie' daran geforscht, was die Psyche krank macht. Erkenntnisse aus Medizin- und Rechtswissenschaft, aus den Wissenschaften der Psychologie und der Psychotherapie, sie fließen also alle, wenn es um die Herkunft von psychischen Störungen geht, hier mit ein.

Dass ein Erlebnis „traumatisierend" gewesen sei, davon hört und liest man allenthalben. Da lohnt es, zuerst ein wenig Begriffsklärung zu betreiben, denn die Begriffe ‚Trauma' und ‚PTBS' (‚posttraumatische Belastungsstörung', wie PTBS als Erkrankung definiert ist, bzw. ‚psychotraumatisches Belastungssyndrom', wie es in der Psychotraumatologie verstanden wird) sind gewissermaßen reserviert für Störungen, die durch besonders gravierende, eben „traumatisierende" Erlebnisse hervorgerufen wurden. ‚Psychische Traumatisierung' lässt sich definieren als

> „vitales Diskrepanzerlebnis zwischen bedrohlichen Situationsfaktoren und den individuellen Bewältigungsmöglichkeiten, das mit Gefühlen von Hilflosigkeit und schutzloser Preisgabe einhergeht und so eine dauerhafte Erschütterung von Selbst- und Weltverständnis bewirkt."
>
> (Fischer & Riedesser, 1998, S. 395)

Das Trauma ist also zum einen gekennzeichnet durch die „dauerhafte Erschütterung von Selbst- und Weltverständnis", die bewirkt, dass *nachher nichts so ist, wie es vorher war*.

Zum anderen ist es nicht allein die schauerliche Situation, die eine Traumatisierung auslöst, sondern es hängt *vor allem* von dem subjektiven Empfinden ab, ob wir ihr gewachsen sind oder nicht. Unsere Möglichkeiten und unser Können, speziell diese Situation zu meistern, spielen also eine entscheidende Rolle. Für die meisten von uns wäre es wohl traumatisierend, zusammen mit einem Tiger in einem Käfig eingesperrt zu sein. Einem Dompteur dagegen, der Techniken gelernt hat, mit denen er die Situation kontrollieren kann, wird es zwar erhöhte Aufmerksamkeit abverlangen, aber ihn nur selten überfordern.

Daraus folgt auch, dass es nicht abschätzbar ist, ob jemand nach einem Unglück ein Trauma davonträgt oder nicht. Die Größenordnung des Unglücks lässt zwar Rückschlüsse zu, sagt aber für sich genommen nichts darüber aus, wie hilflos sich der- oder diejenige in dem Moment gefühlt hat. (So können auch das spätere Erkennen, wie groß eine Gefahr in Wahrheit gewesen ist, und die darauffolgende Umbewertung der Erfahrung zu einer Traumatisierung führen.)

Als Außenstehende können wir niemals einschätzen, wie schlimm eine Erfahrung erlebt wird, egal wie gut wir den Betroffenen zu kennen glauben. Wir können niemals wissen, auf welche Möglichkeiten zur Bewältigung, auf was für eine *Vorerfahrung* dieses Erlebnis trifft. Aber jedes Erlebnis trifft auf eine solche: Bereits im Mutterbauch reagieren wir auf angenehme wie unangenehme Reize. Wir durchleben eine Kindheit, in der wir geborgen oder weniger geborgen sind, und eine Jugend, in der wir geliebt und auch zurückgewiesen werden. Und als Erwachsene sollen wir dann auf all die verschiedenen Situationen, denen wir begegnen, gleichermaßen angemessen reagieren können? So entstehen für Außenstehende manchmal kaum nachvollziehbare Reaktionen („Warum hat er denn nur ...?!" oder „Warum hat sie denn nicht ...?!") und wir wissen nicht, *warum* der andere so reagiert hat; wir können nur feststellen, *dass* es so war.

Eine Vergewaltigung ist ein schlimmer Übergriff, bei dem der offensichtliche körperliche Missbrauch nur die eine Komponente ist. Die dabei erlebte Machtlosigkeit, nicht über die Grenzen des eigenen Körpers bestimmen zu können, ist die andere schwerwiegende, *psychische* Komponente. In der Folge kommt es fast immer zu mehr oder weniger lang anhaltenden Störungen, die mit der Traumatisierung durch den Übergriff zu tun haben. Das kann von der Angst vor Dunkelheit bis zu unüberwindlichen Ekelgefühlen bei jeder Berührung durch andere Menschen reichen. In solchen Fällen ist an eine „normale Beziehung" nicht mehr zu denken.

Abgesehen von schwerwiegenden Traumatisierungen, die einem selbst widerfahren sind, kann es auch traumatisierend sein, bei einem Unfall dabei gewesen zu sein und mit angesehen zu haben, wie andere Menschen schwer verletzt wurden oder gar ums Leben gekommen sind. So wie wir biologisch konstruiert sind, als grundsätzlich soziale Wesen, spielt es mitunter kaum eine Rolle, ob etwas uns selbst passiert oder ob wir hilflos zusehen müssen, wie es einem anderen passiert. Beidem gemeinsam ist die dabei erlebte plötzliche *Macht- und Hilflosigkeit*. Die Folge kann dann z. B. eine ständige Angst sein, dass „etwas passiert". Und wenn ich den mir liebsten Menschen in meiner Umgebung deswegen ständig Vorschriften mache, wo sie nun hin- oder nicht hingehen sollen, dann beeinträchtigt auch das die Fähigkeit, entspannte Beziehungen zu haben, erheblich.

Charakteristisch für eine PTBS sind unter anderem Symptome wie (nach ICD-10, 2012):
- Flashbacks (unwillkürlich auftretende Erinnerungen),
- erhöhte körperliche Erregtheit,
- Schreckhaftigkeit,
- Schlafstörungen.

Ausgehend von den Forschungen über die Herkunft von Traumata musste das Modell des PTBS allerdings zusehends differenziert werden. So wird inzwischen grundsätzlich unterschieden zwischen einem
- ‚Monotrauma', das einem bestimmten Erlebnis zuzuordnen ist, und der
- mehrfachen Traumatisierung

als Auslöser für Traumafolgestörungen. Im Gegensatz zur PTBS bezieht sich das ‚komplexe posttraumatische Belastungssyndrom' (kPTBS) also auf Störungen, die durch wiederkehrende oder lang anhaltende ungünstige Faktoren entstanden sind.

Aber wo hören einzelne Symptome (z. B. Schlafstörungen, Ängste) auf, und wo fangen Persönlichkeitsstörungen (z. B. kPTBS) an? Macht es nicht mehr Sinn, psychische Störungen in ihren Übergängen als fließend anzusehen? Vielleicht bewirkt eine Aneinanderreihung von ‚Mikro-Traumata' ja so etwas wie eine „kleine komplexe Traumafolgestörung"? Dann würde die Psychotraumatologie als die „Lehre von den seelischen Verletzungen und ihren Folgen" für die Psychotherapie ganz allgemein interessant. Denn dann ließen sich aus ihr Erkenntnisse ableiten, die nicht nur für Traumafolgestörungen von Bedeutung sind, sondern für viele verschiedene Erkrankungen bzw. Symptome.

Aus dem Aspekt, dass das Erleben von *Hilflosigkeit* das entscheidende Merkmal einer Traumatisierung ist, ergibt sich außerdem, dass wir zu Beginn unseres Lebens deutlich anfälliger für traumatisierende Erfahrungen sind als später. Ein Säugling ist von seiner Umgebung in maximaler Weise abhängig; erst im Lauf der Jahre erlernen wir immer weitergehende Kompetenzen, um uns selbst zu helfen und nicht derart hilflos zu sein. – In den tiefenpsychologisch / psychodynamisch orientierten therapeutischen Methoden wird diese Annahme im Grunde genau so vertreten: So kann es durch frühkindliche Erfahrungen zu später auftretenden inneren Konflikten kommen, indem dann z. B. einerseits die Nähe zu anderen Menschen gesucht wird, andererseits aber diese Nähe, sobald sie sich tatsächlich einstellt, als „gefährlich" empfunden wird und abgewehrt werden muss.

Die Symptome einer Traumatisierung sind immer ein Abbild der Bedingungen, die die seelische Verletzung verursacht haben, und den darauf folgenden Versuchen, die Erfahrung zu bewältigen und damit zu leben (‚traumakompensatorisches Schema'; Fischer & Riedesser, 1998). Die Symptome beziehen sich also auf ihre Ursachen und den weiteren Lebensweg wie ein Spiegelbild auf sein Original. Die Auslöser und der weitere Umgang damit sind allerdings so vielgesichtig, wie unsere Lebenswege nun mal sind, sodass es kaum je möglich ist, von einem bestimmten Symptom auf eine bestimmte Ursache zu schließen. Neuere Forschung stellt aber signifikante Zusammenhänge z. B. zwischen der komplexen Posttraumatischen Belastungsstörung und der Borderline-Symptomatik her (Sack & Sachsse, 2011) und vielleicht kommen ja weitere Studien bezüglich bisher als „unterschiedlich" klassifizierter Leiden in der Zukunft zu ähnlichen Ergebnissen.

Freilich basiert nicht jede Störung auf einem Trauma, aber es spricht einiges für die Sichtweise, dass viele, auch sehr verschiedene Störungsbilder auf psychischen Verletzungen beruhen. Wie verhält es sich dann mit der Therapie der verschiedenen Störungen, die uns später das Leben schwer machen können, mit Ängsten, Phobien, Zwangshandlungen, mit Depressionen und Suchterkrankungen? Für Methoden, die sich weniger an bestimmten Störungsbildern orientieren (das gilt z. B. für die humanistischen Methoden und die Systemische Psychotherapie), spielt diese Differenzierung ohnehin eine geringere Rolle. Im Gegensatz dazu befassen sich andere Methoden (z. B. die Verhaltenstherapie) aber mehr mit der Korrektur symptomatischer Verhaltensweisen und weniger damit, worin das jeweilige Symptom seine Ursache hat oder welche Bedürfnisse dem Verhalten zugrunde liegen.

Falls es so ist, dass viele psychische Störungen ursächlich mit seelischen Verletzungen zusammenhängen, mag man daraus schließen, dass es für den Therapieerfolg nützlich (manchmal sogar unumgänglich) ist, dass der Therapeut in der Lage ist, eine Traumatisierung *zu erkennen* und *angemessen darauf zu reagieren*. Sonst würde sich die Therapie ja ausschließlich um das Symptom kümmern. Dann blieben grundlegende Bedürfnisse, die sich in dem Symptom ausdrücken, auf lange Sicht unentdeckt und damit ungelöst.

## 3.6 Implizites Gedächtnis und neuronale Netze – wie Gefühle unser Handeln bestimmen

Insbesondere an unsere ersten beiden Lebensjahre haben wir keine bewusste Erinnerung, obwohl diese Zeit ja offenbar so bestimmend ist. Unser ‚autobiographisches Gedächtnis' (auch ‚deklaratives Gedächtnis') – die *bewusste Erinnerung* an Gesichter, Szenen und Episoden – setzt erst später ein, zwischen knapp drei und über vier Jahren (Draaisma, 2012). Wie kann es sein, dass das Erleben des Säuglings, ja sogar das Erleben des noch nicht geborenen Kindes im Bauch der Mutter trotzdem eine deutliche Wirkung zeigt? Und wie können Erfahrungen aus unserem späteren Leben, obwohl wir sie aus der Erinnerung gestrichen haben, weiterhin unser Handeln beeinflussen?

Der Neurologe und Psychologe Antonio R. Damasio (*1944), der zusammen mit seiner Frau Hanna Damasio (*1942) erforscht, wie sich Wahrnehmung, Gefühl und Vernunft in unserem Bewusstsein kristallisieren, hat dazu bahnbrechende Erkenntnisse vorgestellt (Damasio, 1995).

Offenbar haben wir unterschiedliche Arten von Gedächtnis: Neben dem autobiographischen Gedächtnis, das wir gewöhnlich meinen, wenn wir von Erinnerung sprechen, haben wir auch ein ‚implizites Gedächtnis' (auch ‚prozedurales' oder ‚automatisiertes Gedächtnis'), das für unser Verhalten letztlich von weitaus größerer Bedeutung ist. Während das autobiographische Gedächtnis so etwas wie ein Bilderbuch unseres Verstandes ist (wenn auch ein recht unzuverlässiges), stellt das implizite Gedächtnis unseren *Erfahrungsschatz* dar: Es repräsentiert alle Erfahrungen, die für uns von Bedeutung waren und die uns dadurch geprägt haben. Auch unsere frühesten Erfahrungen, an die wir keine bewusste Erinnerung haben, werden so bewahrt.

Wenn wir mit unserer Umwelt in Kontakt treten, nehmen wir über unsere Sinne Eindrücke auf: Wir sehen, hören, riechen, fühlen oder schmecken, und die damit erfassten Informationen gelangen über unterschiedliche Nervenbahnen zum Gehirn. Diese Eindrücke lösen aber auch Reaktionen aus: Wir empfinden sie z. B. als angenehm oder unangenehm und reagieren darauf mit Entspannung oder Anspannung. So besteht jede Erfahrung, die wir in unserem Leben machen, aus zwei Komponenten: aus einem *körperlichen Zustand* (der z. B. davon abhängt, ob es sich gut angefühlt hat oder unangenehm) und einem *Objekt*, auf das bezogen sich diese Empfindung eingestellt hat (z. B. die Mutter, der Vater, ein Hund, eine hohe Brücke usf.). Genau so werden diese Informationen in unserem Gehirn auch abgelegt: Aufgrund eines Sinneseindrucks werden Gehirnzellen miteinander verknüpft und bilden eine ‚Repräsentation' der entsprechenden körperlichen Empfindung bzw. des entsprechenden Objektes. Da Erfahrungen immer aus Empfindung + Objekt bestehen, werden die entsprechenden Repräsentationen miteinander verbunden und bilden so zusammen die Erfahrung ab. Je häufiger bestimmte Erfahrungen gemacht werden, umso stärker wird die Verbindung zwischen den entsprechenden Repräsentationen ausgebaut (‚neuronale Plastizität'): aus einem „Feldweg" wird im Lauf der Zeit eine „Autobahn", aus vielen ähnlichen Erfahrungen bilden sich Erfahrungs-Muster und zusammenhängende ‚neuronale Netze'.

Auf einen Punkt will ich noch einmal hinweisen, denn er ist, wie Sie sehen werden, wichtig für den gesamten Ablauf, der bestimmt, wie wir im Alltag reagieren: Wir sprechen hier nicht von herkömmlichen Erinnerungen, die uns in Form von Bildern, Klängen, Szenen bewusst sind und wie wir sie von unserem autobiographischen Gedächtnis her kennen. Das implizite Gedächtnis ist eine Art Körpergedächtnis, denn es bezieht sich auf *Erinnerungen an körperliche Zustände*, die durch Erregung, Anspannung, Entspannung usf. gekennzeichnet sind (‚somatische Marker'). Wir haben also eine Erinnerung an ein Körperschema, das z. B. „etwas Furchterregendes", „etwas Ekelerregendes", „etwas Lusterregendes" usf. repräsentiert *und* das verknüpft ist mit der Erinnerung an einen Sinneseindruck aus unserer Vergangenheit wie z. B. eine Berührung, eine Stimme oder einen Geruch (Objekt). All diese neurologischen Repräsentationen und Verknüpfungen unseres impliziten Gedächtnisses sind uns *nicht bewusst*. – Aber wozu dieser ganze Aufwand, wenn wir uns doch dessen nicht bewusst sind?

Von tatsächlich entscheidender Bedeutung wird unser implizites Gedächtnis, sobald wir *neue Sinneseindrücke* bekommen. Damasio hat herausgefunden, dass alles, was wir sehen, hören, riechen, fühlen oder schmecken, zuallererst, noch *bevor* wir es bewusst wahrnehmen, mit den Inhalten des impliziten Gedächtnisses abgeglichen wird. Kommt es dabei zu einer Übereinstimmung (wenn wir die Situation also irgendwie „kennen" und sie zu einer früheren Erfahrung aus unserem Leben passt), passieren unwillkürlich zwei Dinge: Es wird unverzüglich ein *Körperzustand* ausgelöst, eine Reaktion, die dem jeweiligen damals geformten Gefühl entspricht (der ausgelöste Körperzustand entspricht also je nachdem: Angst, Ekel, Lust usf.). Zum Zweiten wird gleichzeitig die Art und Weise, in der eingehende Informationen im Gehirn verarbeitet werden, auf den entsprechenden Modus umgestellt (ab sofort werden Sinneseindrücke also jeweils im „Angst-Modus", im „Ekel-Modus", im „Lust-Modus" usf. verarbeitet). Wir stellen uns, ohne es zu bemerken, auf die Situation ein.

An dieser Stelle folgen die weiteren Reaktionsmuster zwei unterschiedlichen Wegen, die Damasio in ‚primäre' und ‚sekundäre Gefühle' unterscheidet. Zunächst zu den sekundären Gefühlen: In diesem Fall werden die körperlichen Veränderungen wie Herzschlag, Atmung, Durchblutung, Muskelspannung ihrerseits im Gehirn registriert und als *Emotionen* wahrgenommen (etwas hat mich „bewegt"). In einem zweiten Schritt werden diese körperlichen Emotionen dann kognitiv und bewusst als *Gefühl* interpretiert (also als Angst, Ekel, Lust usf.). Erst ab diesem Moment, also nachdem sich bereits ein Gefühl eingestellt hat, darf der bewusste Verstand dann auch wieder mitspielen.

Diese beiden Reaktionen, die Anpassung des Körperzustands einerseits und die Anpassung der kognitiven Verarbeitung andererseits, sind von der Natur sehr zweckmäßig eingerichtet: All das läuft um ein Mehrfaches schneller ab, als wir bewusst und verstandesmäßig reagieren könnten! Gerade in echten oder vermeintlichen Gefahrensituationen ist das ein unter Umständen entscheidender Vorteil. Aber nicht nur in Extremsituationen, auch im Alltag bietet uns dieser raffinierte Ablauf jederzeit blitzschnell eine Hilfestellung: Sobald wir einem Eindruck ausgesetzt sind und vor einer Entscheidung stehen (da genügt schon die Frage: „Wie finde ich das jetzt gerade?") stellt sich ein Gefühl ein, das trotz der hohen Reaktionsgeschwindigkeit auf unseren *gesamten* Erfahrungsschatz zurückgreift.

Derselbe Ablauf bringt allerdings auch einen Nachteil mit sich, der für uns, da es hier ja um Psychotherapie geht, eine große Rolle spielt: Noch bevor wir uns dessen bewusst sind, haben Körper und Verstand sich bereits auf die Situation eingeschossen und re-agiert. Und noch ehe wir uns überhaupt über eine Handlung Gedanken machen konnten, hat sich der ganze Organismus schon auf einen bestimmten Gefühlszustand eingestellt, der die Art und Weise, wie wir handeln werden, maßgeblich bestimmen wird. Dieser Mechanismus folgt, obwohl er reflexartig abläuft, einem *erworbenen* Schema, indem er sich auf all die früheren und auch frühesten Erfahrungen bezieht, die in unserem Körpergedächtnis bewahrt werden – was ja nicht zuletzt auch eine sinnvolle *Anpassung* eines Neugeborenen an seine Umgebung ist: müssen wir doch davon ausgehen, das Leben könnte fortan für immer genau so weitergehen.

Der jeweils aktivierte Gefühlszustand, der unser Handeln bestimmen wird, bezieht sich also auf unsere bisherige Erfahrung – nicht etwa auf die aktuelle Situation im Hier und Jetzt. Etwas drastisch ausgedrückt kann man sagen: Die Wahrnehmung unseres Gegenübers löst eine Erinnerung aus und wir reagieren (zumindest im ersten Moment) vor allem auf diese Erinnerung, nicht auf unser Gegenüber. Das bedeutet zugleich: Je weiter die erinnerte Erfahrung, auf die sich unsere Reaktion bezieht, von der aktuellen Situation im Hier und Jetzt abweicht, desto schwerer wird es uns fallen, *angemessen* zu reagieren. Dahinter stecken die neuronalen Netze: Über den Sinneseindruck wird immer auch eine damit verbundene Erfahrung aufgerufen und das damit verbundene Gefühl ausgelöst (‚getriggert'). Dass wir einmal eine wirklich neuartige Entscheidung treffen, ist also in Wahrheit äußerst selten, und vermutlich wären wir auch überfordert und geradezu handlungsunfähig, wenn wir uns in jedem Moment wirklich „aufs Neue" entscheiden müssten. – Zugleich ist es aber eben das, was uns Veränderung und Entwicklung so schwer macht: „Es" passiert ... und wieder haben wir uns verhalten, wie wir uns nicht verhalten wollten; und wieder haben wir nur dieselbe (womöglich enttäuschende) Erfahrung gemacht. Im Nachhinein entwickelt unser autobiographisches Selbst dann unter Weglassung und Hinzufügung eine sinnhafte Geschichte daraus (es interpretiert z. B., dass unser Gegenüber gerade gelogen oder etwas absichtlich getan hat). In Wahrheit jedoch haben wir aufgrund des impliziten Gedächtnisses und unserer Erfahrung längst eine Bewertung der Situation vorgenommen und damit auch beeinflusst, wie wir auf sie reagieren. Wenn das durch die Sinneswahrnehmung ausgelöste Gefühl stark genug ist, nimmt die Reaktion allerdings die Bahn der primären Gefühle; dieses Reiz-Reaktion-Schema läuft dann sogar gänzlich ohne jede bewusste Steuerung ab. Die höheren Hirnregionen, die für soziales Verhalten und Vernunft zuständig sind, werden komplett umgangen. Wir reagieren dann auf eine Art und Weise, die salopp auch als „Reptilienhirn-Modus" bezeichnet wird, was die recht rohe und scheinbar gefühllose Verfassung unseres Zustands beschreibt (dabei „sind" wir ja in diesem Moment eben voll und ganz unser Gefühl). Dieser evolutionsgeschichtlich älteste Teil unseres Gehirns ist für überlebenswichtige, aber eben wenig differenzierte Reaktionen zuständig: Er entscheidet nur noch zwischen Angriff, Flucht oder Totstellen. Spätestens in diesem Modus ist eine Diskussion, die auf den Verstand oder gar gegenseitige Empathie baut, zwecklos.

Das Abwägen der Konsequenzen unserer Handlungen, indem wir diese in Gedanken durchspielen und versuchen, mögliche Folgen vorwegzunehmen (zu antizipieren), das ist eine der großen Stärken des menschlichen Gehirns. Letztlich ist unser Verstand aber immer auf das *Wie* beschränkt („Wie stelle ich es an? Wie sieht die erfolgversprechende Handlung aus?"), denn die Entscheidung darüber, *was* wir tun oder nicht tun wollen, die wird woanders getroffen. Darauf bezogen hat unser implizites Gedächtnis „das erste und das letzte Wort. Das erste beim Entstehen unserer Wünsche und Zielvorstellungen, das letzte bei der Entscheidung darüber, ob das, was sich Vernunft und Verstand ausgedacht haben, jetzt und so und nicht anders getan werden soll." (G. Roth, 2003, S. 162). Wenn unsere Gefühle entschieden haben, *was* wir tun wollen, dann können uns Verstand und Intelligenz dabei helfen, *wie* wir es umsetzen – nicht weniger, aber eben auch nicht mehr.

Antonio Damasio kommt, knappe vierhundert Jahre nach Descartes, zu dem Schluss: „Ich fühle, also bin ich"[1] (Damasio, 2000). Diese Erkenntnis hat freilich weitreichende Folgen dafür, was wir uns unter einer Psychotherapie vorstellen müssen, die wirkt.

---

1   Im Gegensatz zur deutschen Übersetzung lautet der Titel im Original: The Feeling of What Happens: Body and Emotion in the Making of Consciousness; da das angegebene Zitat „Ich fühle, also bin ich" aber doch immerhin den Haupttitel der Übersetzung ziert, gehe ich davon aus, dass diese Aussage so A. Damasios Segen hat.

## 3.7 Neurosen, Psychosen – und wie sie das Verhältnis zu unserer Umgebung bestimmen

Neben der Veranlagung entscheidet also die persönliche Erfahrung darüber, wie wir in der Welt sind und wie wir unsere Umgebung wahrnehmen. Ständig wandeln wir die eintreffenden Signale um und *interpretieren* sie. Nur wenig überspitzt kann man sagen: Wir bearbeiten diese Signale so lange, bis das Bild, das wir uns von unserer Umwelt machen, wieder stimmig ist mit unserer Erfahrung und unsere Beobachtungen für uns einen Sinn ergeben.

Je nachdem kann also beim einen die Erwartung vorherrschen, dass „es ja schiefgehen muss", während der andere darauf vertraut, dass ihm „schon nichts passieren wird". Aufgrund unserer Erfahrung erleben wir unsere Umgebung oftmals „schwarz" oder „weiß" – während sie aus einer anderen Perspektive betrachtet vielleicht eher dunkel- oder hellgrau wäre, denn: Schwarz oder Weiß ist in der Regel Wunschdenken, also Abwertung oder Überhöhung. So schlägt sich jede psychische Störung auch in dem Bild nieder, das wir uns von der Umwelt, der sogenannten Realität, machen.

Die Einteilung von psychischen Störungen in ‚Neurosen' und ‚Psychosen' (‚Triadisches Modell') ist zwar nicht mehr aktuell, aber immer noch gebräuchlich. Sie kann vielleicht, gerade durch ihr ausgesprochen grobes Raster, verdeutlichen, auf welche Weise unser Verhältnis zur Wirklichkeit notwendigerweise auf die Qualität unserer Beziehungen durchschlägt:

*Normal-neurotisches Verhalten* bedeutet, dass unsere Erfahrungen es uns ermöglichen, ein Bild von unserer Umgebung zu zeichnen, das mit dem Bild, das andere Menschen sich davon machen, mehr oder weniger übereinstimmt. Ab und zu ist man unterschiedlicher Meinung, aber man ist sich doch einig, dass der Regen von oben kommt und dass der Tag 24 Stunden hat. Das ermöglicht Austausch mit anderen und: Beziehung.

*Neurotisches Verhalten* bedeutet, dass uns die Beziehungen zu anderen bereits weniger gut gelingen. Ständig müssen wir die Eindrücke, die wir von der Realität haben, irgendwie korrigieren, damit sie wieder zu unserer Erfahrung passen. Dabei interpretieren wir in die Handlung anderer Menschen etwas hinein (z. B. böse Absichten) und rechtfertigen so das eigene Verhalten. – Die eigenen Handlungen hängen zwar gar nicht derart von „den anderen" ab, wie wir selbst so überzeugt glauben wollen; durch unsere Reaktionen schaffen wir aber ein ums andere Mal Situationen, die es gerechtfertigt erscheinen lassen, genau so zu handeln, wie wir es immer getan haben und: wie wir es gelernt haben.

Beim *psychotischen Verhalten*, dem Wahn, ist unser Bild von der Wirklichkeit beim besten Willen kaum mehr in Deckung zu bringen mit dem Bild, das andere von dieser Welt haben. Für uns selbst ist das eigene Verhalten schlüssig und selbstverständlich auch nachvollziehbar, ja geradezu zwangsläufig: „Wenn du die Welt nur so sehen würdest, wie ich sie sehe, dann würdest du mich verstehen!" – Dabei übersehen wir allerdings, dass es nicht an der Welt und auch nicht am anderen liegt, dass wir kein Verständnis für unser Verhalten bekommen, sondern vor allem am eigenen verzerrten Weltbild.

Diese Dreiteilung ist, wie gesagt, ein sehr grobes und vereinfachtes Raster. Jeder ist anders und „normal" ist keiner. Was aber dessen ungeachtet bleibt, ist: Sofern die Wahrnehmung der Wirklichkeit nicht von einer organischen Erkrankung oder Verletzung getrübt wird (wie sich z. B. ‚Demenz' auch auf Wahrnehmung und Verhalten auswirkt), ist im Zweifel die *persönliche Erfahrung* der Schlüssel zu unserem Verhalten. Vielleicht hat dieses Weltbild ja irgendwann einmal Sinn gemacht – in einer Vergangenheit, in der wir uns keinen besseren Reim darauf machen konnten, wie ein anderer Mensch „so hat mit uns umgehen können".

## 3.8 Sinn und Beziehung

Vor etwa fünfzig Jahren hat Gregory Bateson (1904–1980) Forschungen dazu angestellt, wie sich eine als „sinnlos" wahrgenommene Umgebung auf die psychische Gesundheit auswirkt. Er stellte fest, dass eine Umgebung, die sich scheinbar unlogisch (‚paradox') verhält und aus der wir uns aber nicht befreien können (‚double-bind'), krank machen kann. Sie macht uns „ver-rückt" bzw. „wahn-sinnig" (Bateson untersuchte dieses Phänomen im Hinblick auf Schizophrenie).

Traumatische Erlebnisse werfen fast unweigerlich die Frage auf: „Warum ich? Warum passiert *mir* so etwas?" In der post-traumatischen Anpassung erscheint die Beziehung zu anderen Menschen, wie auch das Leben selbst, oft als sinn-entleert (N. Roth, 1986, S. 152; nach D. W. Winnicot). Viktor Frankl (1905–1997), der von der Individualpsychologischen Psychotherapie her kam, war grundsätzlich davon überzeugt, dass das Empfinden eines Lebens ohne Sinn krank machen kann, und umgekehrt, dass psychische Erkrankungen sich auf den Sinnbezug auswirken. Frankl begründete die ‚Logotherapie‘, eine Psychotherapiemethode, die genau darauf ausgerichtet ist: Sinn zu stiften.

Sich nicht verbunden fühlen, abgeschnitten von dem Rest der Welt, ist oft ein Effekt des „Sich-missverstanden-Fühlens" und des Erlebens, „nicht willkommen zu sein" auf dieser Welt. Die Frage „Wozu bin ich hier?" weist für sich genommen schon auf ein Gefühl des Alleinseins hin. (Würden wir uns diese Frage stellen, wenn wir wüssten, da ist jemand, der uns liebt?) So stößt die Trauma- und Resilienzforschung auch auf Zusammenhänge zwischen Selbstheilungskräften und Spiritualität. Wobei Spiritualität sich nicht notwendigerweise auf eine Religion (oder einen Gott, eine Göttin oder viele Götter) bezieht; sie gilt vielmehr als ein „subjektiv erlebter Sinnhorizont, der sowohl innerhalb als auch außerhalb traditioneller Religiosität verortet sein kann und damit allen – nicht nur religiösen – Menschen eigen ist" (Harrer, 2014). Spiritualität weist über das eigene Ich hinaus (‚Selbsttranszendenz‘) auf ein „größeres Ganzes", von dem wir ein Teil sind. Und das Empfinden von Verbundenheit, von Einssein und Beziehung, das scheint einen maßgeblichen Einfluss auf unsere Selbstheilungskräfte zu haben (J. Seidler, 2011).

So haben die Aspekte *Gesundheit, Sinn, Verbundenheit, Beziehung* und ja, das Empfinden von *Liebe* offenbar allesamt viel miteinander zu tun. „Im spirituellen Sinne ist die Liebe zu einem anderen Menschen, die wir auf dieser Ebene entdecken, das Erkennen einer Seele, die meine eigene Seele ergänzt, etwas von außerhalb, das mich vollständig macht oder erweitert und das Beste in mir zum Vorschein bringt." (Bucay, 2013, S. 168f.) – Das, was das Beste im anderen zum Vorschein bringt, in unseren Beziehungen zu leben, ist allerdings gar nicht so einfach: Wenn wir uns einem anderen Menschen annähern, führt das zu einem Verlust von Autonomie; reagieren wir mit Abgrenzung, führt das zum Verlust von Nähe. Die jeweils damit verbundenen Ängste führen mitunter zu einer munteren Pendelbewegung. Oder zu einem Spagat, der uns zu zerreißen droht.

Die Beziehung zwischen Klientin und Therapeutin ist immer auch eine ‚modellhafte Beziehung'. Wenn die Therapeutin sich auf das Erleben der Klientin einlässt, wenn die Beziehung von *Empathie und Mitgefühl* getragen ist, können oftmals so ganz andere Erfahrungen gemacht werden als die, die uns zu dem gemacht haben, der wir sind. In der therapeutischen Beziehung kann mit eigenem Verhalten experimentiert werden, ehe sich das veränderte Selbst dann „draußen", in anderen Beziehungen, bewähren soll. Je weniger wir in Gedanken und Gefühlen in der Vergangenheit (und eventuell damit verbundener Trauer oder Sehnsucht) oder in der Zukunft (und eventuell damit verbundenen Befürchtungen oder Hoffnungen) sein müssen, umso mehr können wir uns auf die Begegnung im Hier und Jetzt einlassen und umso authentischer und reicher kann sich der Kontakt mit anderen Menschen entfalten.

In den Beziehungen, die wir zu anderen Menschen haben, nimmt unser Verhältnis zur Realität Gestalt an. So hat Heilung immer sowohl etwas mit Beziehung zu tun (zu uns selbst wie zu anderen) als auch damit, wie wir unsere Umgebung wahrnehmen. Je weniger wir den anderen überhöhen oder abwerten müssen, umso mehr können wir ihn sehen, wie er ist. Und unser Gegenüber so sehen zu können ermöglicht Beziehung, denn: „Wenn der Andere ist, was er ist, hört er auf, anders zu sein" (Finkielkraut, 1987, S. 39).

## 3.9 Wie wir lernen und wann Psychotherapie wirkt

In einer Therapie findet zunächst einmal viel ‚Psychoedukation' statt; das ist tatsächlich der Fachbegriff dafür, psychologisches Grundwissen zu vermitteln. (Letzten Endes ist ja auch dieses Buch hier nicht mehr als Psychoedukation – jedenfalls solange meine Worte nicht an irgendeiner Stelle Gefühle in Ihnen auslösen und Sie sich dadurch über etwas an sich bewusst werden, wovon Sie vorher keine Ahnung hatten.) Sicher ist es hilfreich zu wissen, was wir anders machen könnten, aber: Psychoedukation ist auf den Verstand bezogen, und wie wir gesehen haben, taugen Verstand und Einsicht nur sehr begrenzt dazu, uns und unser Leben wirklich tiefgreifend zu verändern (s.o. Abschn. 3.6). Die schier endlose Menge an gescheiterten guten Vorsätzen und Versprechungen (anderen wie uns selbst gegenüber) ist ein stummer Zeuge dafür, wie schwer es uns fallen kann, selbst wenn wir es „besser wissen", auch danach zu handeln.

„Anders Denken ist eben viel leichter, als zum Beispiel anders zu fühlen" (Weiss, 2006) – was zum Ausdruck bringt, dass es zwar schwerer ist, andere Gefühle zu haben, als andere Gedanken zu haben, dass es aber doch immerhin möglich ist. Nur: Wie verändern wir Gefühle? (Nicht „steuern", sondern „verändern"!) Wann genau wirkt Psychotherapie? Wenn Damasio damit recht hat, dass wir aufgrund unserer Gefühle handeln und dass unsere Gefühle auf unseren gesammelten Erfahrungen aufbauen – wären dann nicht *andere Erfahrungen* der Schlüssel dazu, mit der Zeit *andere Gefühle* zu entwickeln?

## Der Wert von Erfahrung

Wir sammeln natürlich auch im echten Leben laufend Erfahrungen – oft genug machen wir allerdings immer wieder nur dieselbe Erfahrung. Da bereits die Wahrnehmung der Umgebung von unseren Gefühlen beeinflusst wird, die auf alten Erfahrungen basieren, sind wir im Alltag in gewisser Weise resistent gegen wirklich neues Erleben. Falls etwas unserer Erfahrung widerspricht, dann „können wir es einfach nicht glauben", und unser Verstand wird immer Mittel und Wege finden, warum wir das nicht glauben können oder sogar: sollten. (Auf die Wahrnehmung „Der meint es gut mit mir" folgt dann z. B. der Gedanke „Der will mir doch nur schmeicheln" oder „Der führt etwas im Schilde" oder auch „Das habe ich nicht verdient".) Solange wir aber immer nur dieselbe Erfahrung machen, *lernen* wir nichts, und es verändert sich auch nichts. Zudem haben wir ja auch gar keinen Grund, uns und unser Verhalten zu verändern: Die Umgebung ist ja (scheinbar) dieselbe!

In dem überschaubareren Rahmen einer Therapie lassen sich die Bedingungen, die den Charakter des Erlebens ausmachen, natürlich exakter steuern als im echten Leben. Dadurch können wir präziser auf Bedürfnisse und ‚fehlende Erfahrungen' (‚missing experiences') eingehen, als das im Alltag möglich wäre. – Wir können, was geschehen und uns widerfahren ist, nicht ungeschehen machen. Aber unsere Erfahrungen sind ja eben nicht gegeben, sondern sie sind erworben. Und ebenso können wir durch neue und andere Erfahrungen die *Summe unserer Erfahrung* verändern, diesen Querschnitt, der unsere Gefühle bestimmt und der uns bei unseren Handlungen leitet. Wir können *lernen*. Wie Psychoedukation auch, werden solche fehlenden Erfahrungen innerhalb einer Therapie günstigenfalls recht häufig nachgeholt. Wo sonst wird uns bedingungsloses Verständnis entgegengebracht, wie es im echten Leben wohl nur ideale Eltern ihrem Kind gegenüber tun würden? Therapie ist immer auch ‚Nachbeelterung' – oder sollte es zumindest sein.

## Erregung – nicht zu viel und nicht zu wenig

An dieser Stelle lohnt es sich, noch einmal einen Sprung in die Neurologie zu machen: Über eine Erinnerung bloß zu reden macht noch kein „Erleben". Erst wenn auch die mit der Erinnerung verbundenen Gefühle spürbar sind, ist das neuronale Netz aktiv. Nur wenn das alte neuronale Netz aktiv ist und *gleichzeitig* eine neue Erfahrung gemacht wird, lernen wir. Das wahrgenommene ‚Objekt' (z. B. „Der meint es gut mit mir") wird dann mit einem neuen ‚körperlichen Zustand' und dem entsprechenden Empfinden (z. B. „Das fühlt sich gut an") verknüpft und bildet so eine *neue Erfahrung* (z. B. „Da ist jemand, der es gut mit mir meint" und „diese Zuwendung fühlt sich gut an").

Daraus folgt für die Psychotherapie, dass wir nur verändern können, was aktuell, in diesem Moment *erlebt* wird (‚therapeutische Trance'). Um neues Verhalten zu lernen, muss das entsprechende alte neuronale Netz aktiv sein, müssen die mit einer Erinnerung oder einer Handlung verbundenen Gefühle wahrgenommen werden. Solange keine Gefühle dabei sind, ist es also „zu wenig", um eine neue Erfahrung zu machen. Wenn die auftauchenden Gefühle (wie z. B. Angst oder Wut) allerdings zu stark sind und wir aus dem alten Erleben gar nicht mehr herauskommen, dann ist „zu viel" Gefühl im Spiel. Erregung, ja. Nur eben nicht zu viel und nicht zu wenig (‚optimales Affektniveau').

Dieser Umstand weist auch darauf hin, wie schmal der Grat sein kann, auf dem eine sinnvolle therapeutische Arbeit möglich ist. Im Falle einer regelrechten Traumatisierung sind die belastenden Erlebnisse nun mal in der Regel mit besonders starken Gefühlen verbunden. Falls aber das Wiedererleben einer traumatisierenden Situation wieder nur mit Hilflosigkeit erlebt wird, dann hat es, außer der erneuten Erfahrung, dass die Situation nicht zu bewältigen ist, nichts gebracht (‚Retraumatisierung'). Unter solchen Umständen ist es von entscheidender Bedeutung, dass für einen *sicheren Rahmen* gesorgt ist, indem der Therapeut rechtzeitig erkennt, falls die Klientin übermächtigen Gefühlen ausgesetzt ist, und er mit Techniken vertraut ist, um gegebenenfalls unterstützend eingreifen zu können.

Je größer die ‚Ressourcen', je größer die selbstregulativen Fähigkeiten sind, umso größer sind die Möglichkeiten, die Erregung selbst zu kontrollieren. Je mehr es gelingt, auch starke Gefühle bewusst zu erleben, ohne aber in diesem Gefühl aufzugehen (vgl. ‚Innerer Beobachter' in der Achtsamkeit; siehe Abschn. 2.17.1), umso besser können wir mit belastenden Inhalten umgehen und neue Erfahrungen zulassen. Veränderung hängt „von der Fähigkeit ab, Emotionen direkt und tief zu erleben" (van der Kolk, 2012, S. 24). Und letztlich soll eine Psychotherapie ja genau dazu dienen: um persönliche Entwicklung zu erfahren und zu verändern, was uns das Leben schwermacht.

## Die ‚korrigierende emotionale Erfahrung'

Die Idee der ‚korrigierenden emotionalen Erfahrung' (‚corrective emotional experience') ist keineswegs neu. Zum ersten Mal hat sie Franz Alexander (1891–1964), von Sándor Ferenczi (1873–1933) beeinflusst, schon 1946 beschrieben. Verbreitung fand sein Konzept dann allerdings erst in den 1960er-Jahren und hat seither in verschiedenen Methoden eine Heimat gefunden.

> *„Damit dem Patienten geholfen werden kann, muss er eine korrigierende emotionale Erfahrung machen, die geeignet ist, den traumatisierenden Einfluss früherer Erfahrungen zu reparieren. Dabei ist es zweitrangig, ob diese korrigierende Erfahrung während der Behandlung in der Übertragungsbeziehung [also: durch den Therapeuten] oder ob sie parallel zur Behandlung im Alltagsleben des Patienten stattfindet."*
>
> (Alexander et al., 1946)[2]

Wenn sich in der Therapie grundlegende Erfahrungen und daraus entstandene Überzeugungen zeigen, stellt sich oft ein tiefes Empfinden von Wahrheit ein. Häufig überraschen uns derartige Mitteilungen aus dem Unterbewusstsein, denn womöglich machen Gefühle und Handlungen, über die wir vielleicht bisher den Kopf geschüttelt haben und die wir an uns selbst nicht recht verstehen konnten, plötzlich einen Sinn. Solche unbewussten Überzeugungen sind aus Erfahrung entstanden – und ebenso sind sie der Erfahrung zugänglich.

Wenn eine belastende Situation einen anderen als den gewohnten Ausgang nimmt, tritt zur bekannten Erfahrung eine ‚Gegenerfahrung' hinzu (vgl. auch A. Pessos ‚Antidot'; Abschn. 2.14). Für alle zukünftigen Situationen, die damit Ähnlichkeit haben, kann sich das Gehirn dann auf eine *neue* Erfahrung berufen: Es wird das nun veränderte neuronale Netz aktiviert, damit bestimmt eine *andere Erfahrung* und eine *andere Erwartung* unsere Reaktion und unser Handeln. – Genau dazu wollen Sie ja vermutlich eine Therapie aufnehmen: um Verhaltensweisen zu verändern, die sich im Laufe Ihres Lebens als ungünstig herausgestellt haben, und um in Situationen, die bislang vielleicht eine Überforderung dargestellt haben, in Zukunft angemessen reagieren zu können.

Für den therapeutischen Prozess ist also letztlich gar nicht entscheidend, die Entstehungsgeschichte einer Überzeugung herauszufinden, und auch nicht, eine bestimmte Begebenheit als Ursache zu identifizieren. (Es

---

2 Übers. des angegebenen Zitats T. N.

kann zwar entlastend sein, wenn wir wissen, warum wir eine bestimmte Überzeugung haben, muss es aber nicht; es kann eine Hilfe sein, um wieder „Ordnung" im Leben zu schaffen, muss es aber nicht.) Für das persönliche Wachstum, die Entwicklung ist vielmehr entscheidend, die Gefühle, die wir nun mal haben, wahrzunehmen, sich der zugrundeliegenden Überzeugungen bewusst zu werden – und dafür Gegenerfahrungen zu schaffen. Wie gut die drei Ebenen der ‚körperlichen Emotion', der ‚Gefühle' und des ‚Bewussten' integriert sind, wie nahtlos sie zusammenarbeiten oder ob es dabei zu holperigen Übergängen der Informationsübermittlung kommt, das entscheidet darüber, wie erfolgreich unsere Selbstregulationsfähigkeit ist (Marlock, 2009, S. 37) und: wie wir uns im Alltag verhalten.

Mit der korrigierenden Erfahrung stellt sich manchmal heraus, dass „unendliche Sehnsüchte" und „grenzenlose Bedürfnisse", die wir womöglich seit Jahren und Jahrzehnten mit uns herumgetragen haben, in Wahrheit nicht unendlich und auch nicht grenzenlos, sondern durchaus begrenzt – und also auch erfüllbar sind. Derartige Veränderungen können spontan körperlich wahrnehmbare Veränderungen bewirken: z. B. im Bodenkontakt, in der Atmung oder in der Grundanspannung bzw. -entspannung.

Entscheidend für die Wirksamkeit der Gegenerfahrung ist, ob sie zu dem Zustand passt, aus dem heraus wir augenblicklich erleben und in Kontakt treten, denn die ‚korrigierende Erfahrung' ist gebunden an die ursprüngliche Erfahrung (in der Therapie entspricht das der Ebene der ‚Regression'). Wenn der Klient den Satz „Jetzt bist du geheilt" gesagt bekommt und er das selbst glauben möchte, dann hat auch das eine suggestive Wirkung. Spätestens, wenn das Leben den nächsten Auslöser (‚Trigger') bietet, wieder in „bewährte" Muster zurückzukehren, wird sich allerdings zeigen, wie tragfähig die Veränderung wirklich war. „Verpasst" die Intervention des Therapeuten die ursprüngliche Erfahrung, können solche scheinbar nährenden Erlebnisse geradezu süchtig machen, ohne aber eine strukturelle Änderung zu bewirken (Moser & Pesso, 1991, S. 21). Trifft die korrigierende emotionale Erfahrung, die vielleicht nur ein wenig, vielleicht auch so ganz anders ist als die Erfahrungen, die wir früher im Leben gemacht haben, ihr Ziel, trägt sie zur Entwicklung bei. So (und womöglich nur so) können wir Überzeugungen verändern, die in der Vergangenheit unter anderen Umständen und mit gutem Grund entstanden sind – und damit unsere Gefühle.

Da wir vorher nicht wissen können, wie diese neuen Überzeugungen genau beschaffen sind, scheint es verhältnismäßig müßig, davon abhängende Gefühle ohne eine tiefgreifende Änderung korrigieren zu wollen: „Ich will nicht mehr so niedergeschlagen sein" und „Ich will positiver denken" beziehen sich ja eben auf Erfahrungen und auf die daraus gewonnene Überzeugung, *dass* es einen Grund gibt, niedergeschlagen zu sein, und *dass* es einen Grund gibt schwarzzusehen. Derartige Emotionen, Gefühle und Stimmungen verändern sich gewissermaßen von allein, wenn sich auf einer tiefer liegenden Ebene die Summe der Erfahrung geändert hat (passend zum Konzept der ‚Selbstaktualisierungstendenz'). Wenn sich unser Erfahrungsschatz verändert hat, werden wir auch verändert handeln. Denn dann haben *wir uns* verändert.

In diesem Sinn ist Therapie ein „Entwicklungsbeschleuniger", und die Entwicklung selbst verändert unsere Wünsche und Bedürfnisse. Falls Entwicklung stattgefunden hat, wird eine Reaktion auf den entsprechenden Auslöser in der Zukunft irgendwie anders aussehen. Vielleicht nur ein wenig, vielleicht aber mit der Zeit auch ganz anders.

## 3.10 Resümee

Das ist sie also, die Welt der Psyche, die ihren Namen mit jener sagenhaften Königstochter gemeinsam hat, die, der mythischen Erzählung zufolge, wegen ihrer Schönheit verehrt und durch die Heirat mit Amor, dem Gott der Liebe selbst, unsterblich geworden ist. – Manche der hier geschilderten wissenschaftlichen Erkenntnisse berühren möglicherweise so etwas wie persönliche Glaubenssätze. Mit Glaubenssätzen meine ich das, was wir für wahr halten, was wir für bewiesen halten. Der Philosoph Karl Popper (1902–1994), der sich vor allem damit beschäftigt hat, wie wir überhaupt Erkenntnis gewinnen, hat immer wieder betont, dass wir letztlich recht wenig über die Welt wissen und dass wir alle in Modellen denken, mit denen wir versuchen, uns die Welt zu erklären. Diese Modelle sind aber nicht mehr als Vermutungen und Annahmen, die, wie alle früheren wissenschaftlichen Annahmen auch, irgendwann von besseren Hypothesen verdrängt werden. (Dass die Erde eine Scheibe ist, war z. B. eine solche wissenschaftliche Annahme, bis sie von einer zutreffenderen Hypothese verdrängt worden ist.) Und genau das, dieser „Wettbewerb von Erklärungsversuchen", ist Wissenschaft (Popper, 1984). Natürlich kann hier jeder anderer Meinung sein und auch bleiben. Die Annahmen und Modelle, die ich hier vorstelle, scheinen mir lediglich besonders nützlich zu sein im Hinblick auf die Frage: „Wie funktioniert Psychotherapie?"

Nur wenn wir die Funktionsweise der Psyche verstehen, können wir auch erfassen, was an einer Psychotherapie wirkt und warum die eine vielleicht hilft, während eine andere vielleicht geringere Effekte aufweist. Wir sollten den Verstand und die kognitive Arbeit ja auch nicht aus der Therapie verdammen, aber es scheint doch vielerorts zumindest ein Ungleichgewicht zu bestehen und: *Mit* dem Verstand ist vieles möglich, aber *ohne* die Gefühle (das implizite Gedächtnis) ist eben allzu oft „alles nichts". Das gilt auch und gerade für den therapeutischen Effekt.

Freilich bezieht sich dieses Kapitel in vielem auf das Äußerste, was der menschlichen Seele widerfahren kann: eine Traumatisierung oder doch jedenfalls seelische Verletzungen, die die Persönlichkeit nachhaltig verändern. Zum einen scheint mir dieses Gebiet aber wichtig, weil es wohl nicht wenige Trauma-Karrieren gibt, die jahrelang von einer Therapie in die nächste wandern, ohne dass ihnen maßgeblich geholfen werden kann: Ist erst einmal eine Diagnose gestellt, die *nicht* auf „Trauma" lautet, ist es scheinbar schwer, zu einer angemessenen Therapie zu kommen. Zum anderen sind Therapiemethoden, die grundsätzlich in der Lage sind, die ganze Persönlichkeit zu verändern, in der Regel „abwärtskompatibel": die Therapie nur eines einzelnen Symptoms ist damit im Grunde genauso gut möglich. Umgekehrt gilt das allerdings nicht: Techniken, die auf die Veränderung eines bestimmten Symptoms zugeschnitten sind, sind nicht gleichermaßen in der Lage, eine Persönlichkeitsstörung oder die Folgen einer Traumatisierung zu bearbeiten.

Über das, was an einer Therapie wirkt, gibt es viele unterschiedliche Meinungen. Ja, es ist ein nahezu undurchdringliches Gewirr, in dem einerseits die Frage eine Rolle spielt, wie sehr die Wirksamkeit nun von der Person des Therapeuten abhängt und wie sehr von der Methode oder den angewandten Techniken (zur Wirksamkeitsforschung mehr in Abschn. 5.2), und in dem andererseits aber politische und offenbar auch ökonomische Interessen verwoben sind (dazu mehr in Abschn. 5.8). Aus dieser Gemengelage hat sich im Hintergrund ein regelrechter „Methodenstreit" entwickelt.

Bezieht man Veränderung und Entwicklung allerdings nicht nur auf die Symptom-Ebene (z.B. einer Angststörung) oder auf die Beziehungsebene (wie es z.B. in der Paartherapie der Fall ist), sondern auf ein *Mehrebenenmodell menschlichen Erlebens*, „dann wird klar, dass einzelne Therapieformen sich nicht widersprechen, sondern auf verschiedenen Ebenen ihren Dienst tun und sich der Schulenstreit erübrigt." (Revenstorf, 1999, S. 16f.) Solche Mehrebenenmodelle entwerfen eine Sichtweise, in der die

Gesamtheit des Erlebens in den Blick genommen wird: von der Körperzelle über das Organ, den Organismus, den einzelnen Menschen, hin zu Partnerschaft, Familie, Gruppe und Gesellschaft ... vom Unbewussten über das Vorbewusste, das Bewusstsein, die Sprache, die Handlung, bis hin zu Kultur und Spiritualität (vgl. auch Wilber, 2001). Da nicht jede Methode gleichermaßen für jede Ebene geeignet scheint, stellt sich aus einer solchen Sicht dann eher die Frage nach dem *Therapieziel*: Auf welcher der genannten Ebenen wollen wir Veränderung und Entwicklung erreichen? Was und wieviel soll verändert werden?

Zum Wintersemester 2013/14 hat die ‚Sigmund-Freud-Privatuniversität Berlin' mit einem Bachelor-Studiengang Psychologie ihren Betrieb aufgenommen. Vorgesehen ist dort auch ein Studiengang *Psychotherapiewissenschaft,* wie er in der Schwesteruniversität in Wien schon länger angeboten wird. Vielleicht kann die Diskussion darüber ja einen weiteren Anstoß geben, dass auch hierzulande neben dem rein methodischen Vorgehen auch die Neurologie, vor allem aber die Philosophie als Grundbestandteile einer „Seelenkunde" mehr Beachtung finden. Und vielleicht bietet eine solche Diskussion ja die Gelegenheit, den Austausch unter den verschiedenen Methoden über das, was therapeutisch wirkt, zu verbessern – ohne aber die verschiedenen Methoden in der Praxis einzuüben, nach dem Motto: „Gulasch ist gut, Erdbeercreme ist gut – wie gut muß erst ein Gemisch aus Erdbeercreme und Gulasch sein!" (Jaeggi, 2011)

Inwiefern die berufliche Ausbildung mit der methodischen Ausbildung zusammenhängt und wie unterschiedlich die Laufbahn zum Therapeuten jeweils sein kann, dazu kommen wir im folgenden Kapitel.

# 4. Therapeutisch Tätige

*„Je größer die Unreife, desto unerschütterlicher die Dogmatik."*

Walter Rathenau (1867–1922)

## 4.1 Zum Begriff des Psychotherapeuten

An wen wende ich mich, wenn ich ein seelisches Leiden habe? An einen Arzt oder einen Psychiater? An eine Psychologische Psychotherapeutin oder eine Heilpraktikerin? Manchmal lässt es sich ja auch gar nicht so klar trennen, ob die Ursachen psychischer oder körperlicher Natur sind; bei Schlafstörungen oder psychosomatischen Erkrankungen zum Beispiel liegt die Antwort nicht unbedingt auf der Hand. Wer also kann mir am besten weiterhelfen?

Die längste Zeit in der Geschichte der Menschheit gab es keine solche Trennung von psychischen und körperlichen Erkrankungen. Wie in vielen indigenen Kulturen auch heute noch waren im einen wie im anderen Fall Schamanen bzw. Heiler zuständig (Jaeggi, 2011; Schmidbauer, 2012). Religion und Naturwissenschaften haben dann in unserem Kulturkreis aber zu einer zunehmenden Trennung von ‚Leib' und ‚Seele' geführt. So waren im Mittelalter für die Heilung *körperlicher* Erkrankungen Ärzte und Apotheker zuständig – für die Entstehung *seelischer* bzw. *geistiger* Störungen aber gab es noch keine wissenschaftliche Erklärung; sie wurden als „gottgegeben" angesehen, fielen also in den Zuständigkeitsbereich der Kirche und wurden von Priestern behandelt.

Erst im 19. Jahrhundert begannen naturwissenschaftlich ausgebildete Ärzte sich konsequent auch der seelischen Leiden anzunehmen (siehe auch Abschn. 2.2). Mit der Einführung einer allgemeinen Krankenversicherung und der staatlichen Wohlfahrtspflege (in Deutschland ab 1883) gehörte es dann zu den regelmäßigen ärztlichen Aufgaben, nicht nur körperliche, sondern auch psychische Erkrankungen zu therapieren. – Wobei die Frage, welche Methode als geeignet „anerkannt", somit von der gesetzlichen Krankenversicherung bezahlt wird, und welche nicht, in der Folge bis heute eine große Rolle spielt. Der naturwissenschaftlich orientierten medizinischen Ausbildung entsprechend wurden auch *psychische* Störungen vorwiegend auf *körperliche* Ursachen zurückgeführt und werden bis heute oftmals ausschließlich mit Medikamenten behandelt. Ein ganzheitlicher (‚integrativer') Ansatz, der Körper und Seele mit ihren Wechselwirkungen gleichermaßen berücksichtigt, findet seitens der Ärzte (‚Psychosomatik') wie auch der Psychotherapeuten (Entspannungstechniken, Körperarbeit) aber immer mehr Verbreitung.

Welche Voraussetzungen erfüllt sein müssen, um einen bestimmten Heilberuf auszuüben, ist auch innerhalb Europas nicht überall staatlich geregelt. Wenn keine Regeln vorliegen, bezieht man sich bezüglich des Berufs des Psychotherapeuten z. b. auf die Qualitätskriterien der ‚European Association for Psychotherapie' (EAP), einer Vereinigung, in der über 120.000 Psychotherapeutinnen und Psychotherapeuten aus 41 Ländern vertreten sind, oder im Falle von Körperpsychotherapeuten auf die Kriterien der ‚European Association for Bodypsychotherapie' (EABP). Derartige Dachverbände haben Standards dafür aufgestellt, wie eine fundierte Ausbildung aussehen sollte, sie zertifizieren Ausbildungsinstitute und stellen deren Absolventen entsprechende Bescheinigungen aus.

In Ländern wie Deutschland, Österreich und der Schweiz, in denen der Beruf des Psychotherapeuten gesetzlich geregelt ist, spielen diese Zeugnisse in der Praxis nur für diejenigen Methoden eine Rolle, die *nicht* staatlich anerkannt sind. Bezüglich all dieser Methoden ist es also ein aussagekräftiges Qualitätskriterium, ob sie z. B. durch den ‚Deutschen Dachverband für Psychotherapie' (DVP) oder die ‚Deutsche Gesellschaft für Körperpsychotherapie' (dgk) anerkannt sind oder nicht. – Bei den Methoden, die für eine Abrechnung mit der gesetzlichen Krankenversicherung anerkannt sind, sorgt dagegen die staatliche Aufsicht für die Einhaltung entsprechender Qualitätsmaßstäbe.

Die Aufsicht über die Einhaltung der Qualitätsansprüche zu bewerkstelligen ist umso komplizierter, je mehr Methoden anerkannt sind und je mehr Ausbildungsinstitute es zu kontrollieren gilt. Deswegen ist die Ausbildung für den psychotherapeutischen Beruf meistens zweigeteilt: in einen ersten Teil, der für gewisse Standards sorgt (das kann ein Studium sein, muss es aber nicht), und einen zweiten Teil, der die eigentliche therapeutische Fertigkeit, die Methode vermittelt. In Österreich z. B. ist das das allgemein verpflichtende ‚psychotherapeutische Propädeutikum' und darauf folgend die jeweilige methodische Ausbildung.

In Deutschland ist die Anzahl anerkannter Methoden zwar erheblich geringer als in Österreich und in der Schweiz, dafür ist die Regelung aber umso komplizierter. Was dazu führt, dass die Therapie mittels einer bestimmten Methode (z. B. Hypnotherapie) mal von der Krankenkasse bezahlt wird (z. B. wenn sie von einem Facharzt für psychosomatische Medizin ausgeführt wird), ein anderes Mal aber nicht (wenn sie stattdessen zu einer Heilpraktikerin gehen).

Um in diesem Versteckspiel Klarheit zu schaffen, werden in diesem Kapitel alle die Heilberufe erklärt, die „irgendwie mit Psychotherapie zu tun haben", und auch, inwieweit die jeweilige Ausbildung wiederum mit der therapeutischen Methode zu tun hat.

## 4.2 Approbation oder Heilpraktikererlaubnis – und die Folgen

Die Ausübung eines Heilberufs ist in Deutschland an eine *Erlaubnis* geknüpft. So gibt es grundsätzlich nur zwei Möglichkeiten, die dazu berechtigen, Heilkunde auszuüben:
– die Approbation und
– die Heilpraktikererlaubnis.
Die Berufe, die im Folgenden beschrieben sind, beziehen sich also *alle* auf diese beiden grundlegenden Arten von Erlaubnis. Und wer weder die eine noch die andere Erlaubnis hat, darf gewerbsmäßig keine Therapie anwenden – jedenfalls nicht mit dem Ziel, ein Leiden von Krankheitswert zu lindern oder zu heilen, weder mittels einer Physio- noch einer Psycho-Therapie.

Da die therapeutischen Fähigkeiten in der methodischen Ausbildung erlernt werden, hängen Form und Qualität der Therapie, ganz abgesehen von der Persönlichkeit der Therapeutin selbst (die das Wichtigste sein dürfte), grundsätzlich von der *Qualität der methodischen Ausbildung* ab, und *nicht von der Form der Erlaubnis.* So weit, so gut. Dennoch spielt die Form der Erlaubnis die entscheidende Rolle im Zusammenhang mit der Kassenzulassung.

Etwas allgemein formuliert ist es so, dass nur die *approbierten Therapeutinnen,* also
– Ärztliche Psychotherapeutinnen und
– Psychologische Psychotherapeutinnen
berechtigt sind, eine Kassenzulassung zu beantragen. Allerdings sind sie in ihrer methodischen Ausbildung dann an eine anerkannte Methode (‚Richtlinienverfahren') gebunden: keine anerkannte Methode, keine Approbation. Im Zusammenhang mit den derzeit praktizierenden Therapeu-

ten und Therapeutinnen sind unter dem Begriff Richtlinienverfahren zu verstehen:
- Psychoanalyse (vgl. dazu die Abschn. 2.2, 2.3 und 2.4),
- Tiefenpsychologisch fundierte Psychotherapie (Abschn. 2.5) oder
- Verhaltenstherapie (Abschn. 2.6).

Das bedeutet, dass alle Psychologischen oder Ärztlichen Psychotherapeuten *in einer dieser drei Methoden* ausgebildet wurden. Sie dürfen zwar auch andere Methoden anwenden, die Erlaubnis dazu haben sie ja; aber sie müssen sich diese Methode dann zusätzlich noch aneignen. Und ob sie deren Anwendung schließlich auch mit der Krankenkasse abrechnen dürfen, das ist wiederum ein eigenes Thema (darauf kommen wir in Kapitel 5 zurück). So kommt es umgekehrt dazu, dass alle anderen Methoden, die nicht zu den Richtlinienverfahren gehören, unter Ärztlichen und Psychologischen Psychotherapeuten in der Tendenz eher selten sind.

Alle diejenigen, die ihren Beruf aufgrund der *Heilpraktikererlaubnis* ausüben, das sind
- Diplom-Psychologen, -Pädagogen und -Sozialpädagogen sowie
- Heilpraktikerinnen und Heilpraktikerinnen für Psychotherapie,

praktizieren dagegen oftmals gerade mit den Methoden, die nicht zu den Richtlinienverfahren gehören. – Ob und was Sie von der jeweils ausgeübten Methode halten sollen, ist für Nicht-Fachleute oft schwer einzuschätzen. In diesen Fällen ist die Anerkennung durch die EAP, die EABP, die DVP oder die dgk (vgl. oben Abschn. 4.1) ein der staatlichen Anerkennung entsprechendes Qualitätsmerkmal.

Die gesetzlichen Vorgaben bringen aber noch andere Feinheiten mit sich. Ein Teil derer, die Psychotherapie ausüben und auch ausüben dürfen, darf sich trotzdem nicht als „Psychotherapeutin" oder „Psychotherapeut" bezeichnen (PsychThG), weder auf dem Praxisschild noch am Telefon – obwohl der Hinweis „Praxis für Psychotherapie" wiederum erlaubt ist. Wir sind also bereits mittendrin im Minenfeld der berufsständischen Ränkespiele, die unter anderem überhaupt zu diesen kaum mehr nachvollziehbaren Geheimcodes auf Praxisschildern geführt haben. Allerdings denke ich, wir sollten das, was wir Psychotherapie nennen, am Ergebnis messen, nicht an akademischen Titeln und auch nicht an der Methode. Deshalb sind, wenn ich im Folgenden von der Psychotherapeutin oder dem Psychotherapeuten spreche, wie bisher auch, *alle* diejenigen gemeint, die psychotherapeutisch tätig sind.

## 4.3 Ärztliche Psychotherapeuten

Nach dem Medizinstudium und mit dem bestandenen zweiten Abschnitt der Ärztlichen Prüfung (früher Staatsexamen) können die Studierenden die Approbation beantragen. Die Regelstudiendauer beträgt etwas über sechs Jahre und schließt ein sogenanntes praktisches Jahr mit ein. Mit der Approbation haben die Absolventen die Erlaubnis, körperliche *und* psychische Krankheiten zu therapieren. Die methodische Ausbildung muss aber, unabhängig von der Erlaubnis, erst noch absolviert werden.

Wer sich als Arzt auf die Behandlung psychischer Leiden spezialisieren will, kann sich zum entsprechenden *Facharzt* ausbilden lassen. Eine solche Weiterbildung in einem der oben genannten Richtlinienverfahren (siehe Abschn. 4.2) dauert weitere fünf Jahre; sie besteht aus Theorie, Selbsterfahrung und Stunden, in denen der Arzt selbst bereits Therapie gibt, der therapeutische Prozess aber regelmäßig überwacht ('supervidiert') wird. Nach Abschluss dieser Fortbildung sind sie *Ärztliche Psychotherapeuten*.

Derzeit gibt es vier verschiedene Facharztrichtungen, die sich mit der Behandlung der Psyche befassen (MWBO):
- Facharzt/Fachärztin für psychosomatische Medizin und Psychotherapie,
- Facharzt/Fachärztin für Psychiatrie und Psychotherapie,
- Facharzt/Fachärztin für Neurologie,
- Facharzt/Fachärztin für Kinder- und Jugendpsychiatrie und -psychotherapie.

Die *Psychosomatikerin und Psychotherapeutin* (früher Fachärztin für Psychotherapeutische Medizin) ist auf die Erkennung und Behandlung von psychischen oder körperlichen Krankheiten spezialisiert, die maßgeblich durch psychosoziale und psychosomatische Faktoren verursacht sind. Das können also z.B. typische psychosomatische Erkrankungen wie Kopfschmerz oder Rückenleiden sein, aber auch umgekehrt die psychische Belastung durch eine körperliche Erkrankung (wie Krebs), Suchtkrankungen, Persönlichkeitsveränderungen aufgrund besonderer Vorkommnisse usf. Ein Jahr ihrer Facharzt-Fortbildung betrifft die innere Medizin oder die Allgemeinmedizin.

Der *Psychiater und Psychotherapeut* (früher 'Nervenarzt'; der Ausbildungsgang wurde 2003 aufgeteilt in den 'Facharzt für Psychiatrie und Psychotherapie' und den 'Facharzt für Neurologie') ist für die Erkennung und Behandlung von psychischen Erkrankungen im Zusammenhang mit organischen Erkrankungen des Gehirns und der Nerven zuständig.

Das betrifft also z. B. Depressionen, Alterserkrankungen (wie Demenz), Suchterkrankungen usf. Ein Jahr seiner Facharzt-Fortbildung bezieht sich auf die Neurologie.

Die *Neurologin* ist ebenfalls für die Erkennung und Behandlung von psychischen Erkrankungen im Zusammenhang mit organischen Erkrankungen des Gehirns und der Nerven zuständig. Die Spezialisierung liegt dabei aber eher im Bereich der Intensivmedizin oder im Einsatz bildgebender Verfahren, wie auch in der Diagnostik von Vergiftungen, Krebserkrankungen oder Alterserkrankungen (z. B. Demenz) bei organischen Veränderungen des Gehirns.

Die *Kinder- und Jugendpsychiaterin und -psychotherapeutin* ist für die Erkennung und Behandlung psychischer, psychosomatischer und neurologischer Erkrankungen bei Kindern und Jugendlichen zuständig, da diese Störungen oftmals anderer Natur sind als bei Erwachsenen (verzögerte Entwicklung, Bettnässen, Sprachstörungen usf.). Ein Jahr ihrer Facharzt-Fortbildung bezieht sich auf Kinder- und Jugendmedizin. Als Kinder- und Jugendpsychiaterin darf sie Klienten bis zum Alter von 21 Jahren behandeln (nur in Ausnahmefällen auch darüber), danach werden die Klienten von den Therapeuten für Erwachsene behandelt.

Zusätzlich zu den genannten Fachärztinnen gibt es für Fachärzte anderer Ausrichtung (z. B. Frauenärzte, auf Krebserkrankungen spezialisierte Ärzte usf.) die Möglichkeit, sich *auf ihr Fach bezogen* mit einem Richtlinienverfahren fortzubilden und Psychotherapie anzubieten. Sie tragen dann den Zusatz „Facharzt für (z. B. Gynäkologie bzw. Onkologie) – Psychotherapie fachgebunden", oder, je nachdem, für welche Methode sie sich entschieden haben: „Facharzt für (z. B. Gynäkologie bzw. Onkologie) – Psychoanalyse (bzw. Tiefenpsychologisch fundierte Psychotherapie oder Verhaltenstherapie)"; sie sind dann jeweils spezialisiert auf psychische Belange im Zusammenhang mit ihrer Fachdisziplin.

Bei den ersten drei genannten Facharztrichtungen kommt es zu großen Überschneidungen, und prinzipiell sind alle drei gleichermaßen für mehr oder weniger alle psychischen Erkrankungen und ihre Therapie zuständig. In der Praxis kommt es dabei aber zu Spezialisierungen: Der eine verlegt sich auf Diagnostik und medikamentöse Behandlung in einer ambulanten Kassenpraxis, die andere praktiziert vorwiegend mit einem psychoanalytischen Verfahren (und nur manchmal auch mit Psychopharmaka), und der Nächste wiederum spezialisiert sich vielleicht auf die klinische Diagnostik mit nur dort verfügbaren bildgebenden Verfahren.

Bis zur Einführung des Psychotherapeutengesetzes 1999 war die Diagnose durch einen Psychiater oder eine entsprechende Fachärztin, bevor der Klient dann zu einem Psychotherapeuten überwiesen wurde („Delegationsverfahren"), der Standard. Die Behandlung psychischer Krankheiten mittels *Medikamenten* („Pharmakotherapie") ist nach wie vor Ärzten und Ärztinnen vorbehalten – wobei nicht nur entsprechende Fachärzte Psychopharmaka verschreiben dürfen, das darf auch jeder Allgemeinarzt.

Ärzte, egal welcher Fachrichtung, können auch eine beliebige andere psychotherapeutische Methode erlernen, die kein Richtlinienverfahren ist, und haben durch die Approbation die Erlaubnis, diese Methode auch auszuüben; sie sind diesbezüglich dann aber keine ‚Ärztlichen Psychotherapeuten'.

## 4.4 Psychologische Psychotherapeuten

Das Fach Psychologie als Universitätslehrgang ist eine verhältnismäßig junge Wissenschaft, die sich vor rund 100 Jahren aus der Philosophie entwickelt hat. Wer das Studium der Psychologie erfolgreich mit Diplom abgeschlossen hat, kann später als Psychologe z. B. in die Werbung gehen, für die Autoindustrie Bedienelemente optimieren – oder auch: Psychotherapeut werden.

Eine Weiterbildung in einer als Richtlinienverfahren anerkannten psychotherapeutischen Methode an einem entsprechenden Institut dauert zwischen drei Jahren (in Vollzeit) und fünf Jahren (in Teilzeit) und besteht, wie bei den Ärztlichen Psychotherapeuten auch, aus Theorie, Selbsterfahrung und supervidierter Praxis. Mit erfolgreichem Abschluss der methodischen Ausbildung erlangen sie die Approbation und sind damit, bezüglich der Psychotherapie, als *Psychologische Psychotherapeuten* den Ärzten prinzipiell gleichgestellt.

Kleine, aber feine Unterschiede sind:
- Während Ärzte die Approbation nach Abschluss des Studiums bekommen, also *bevor* sie gegebenenfalls eine psychotherapeutische Methode lernen, bekommen Psychologen die Approbation erst, *nachdem* sie die methodische Ausbildung durchlaufen haben;
- während Psychologische Psychotherapeuten bezüglich psychischer Störungen gleichermaßen verbindlich Diagnosen stellen dürfen wie Ärzte, ist die Verordnung von Medikamenten allein den Ärzten vorbehalten;

– während Ärzte im Falle körperlicher Erkrankungen gleich zur Therapie übergehen können (sei es mit Medikamenten oder dem Verordnen einer Physiotherapie), müssen sowohl Psychologische als auch Ärztliche Psychotherapeuten zunächst einen Antrag an die Krankenkasse stellen, der dort von einem Gutachter geprüft wird, bevor die Therapie aufgenommen werden kann.

Wie bei den Ärztlichen Psychotherapeutinnen gibt es auch bei den Psychologischen Psychotherapeutinnen die Unterscheidung in der Therapie Erwachsener und die Ausrichtung auf Kinder und Jugendliche zur *Kinder- und Jugendlichenpsychotherapeutin*. Die Ausbildung findet dann entsprechend bezogen auf typische psychische Auffälligkeiten von Kindern und Jugendlichen statt. Die Kinder- und Jugendlichenpsychotherapeutin darf Klienten bis zum Alter von 21 Jahren behandeln (nur in Ausnahmefällen auch darüber), danach werden die Klienten von den Therapeutinnen für Erwachsene behandelt.

So weit die aktuelle Lage (PsychThG). Durch Studienreformen wurde der Abschluss mit Diplom allerdings weitgehend abgeschafft, weswegen eine Neufassung des Psychotherapeutengesetzes unumgänglich und derzeit in Planung ist (mehr dazu im Abschn. 4.11).

Psychologen können auch eine beliebige andere therapeutische Methode lernen (die *kein* Richtlinienverfahren ist), müssen aber die Heilpraktikererlaubnis erwerben, um diese therapeutische Methode auch ausüben zu dürfen, und sind dann *keine* ‚Psychologischen Psychotherapeuten'.

## 4.5 Heilpraktiker

Die Heilpraktikererlaubnis stellt neben der Approbation die andere der beiden Formen staatlicher Erlaubnis dar, Therapie auszuüben, das heißt: Leiden von Krankheitswert mit dem Ziel zu behandeln, sie zu lindern oder zu heilen. Die Heilpraktiker-Prüfungen werden von den Gesundheitsämtern der Landkreise durchgeführt. Sie bestehen aus einer schriftlichen und einer mündlichen Überprüfung und werden von einer Kommission abgenommen, in der sowohl Ärzte bzw. approbierte Psychotherapeuten als auch Heilpraktiker vertreten sind.

Die Heilpraktikererlaubnis bezieht sich bis heute auf das Heilpraktikergesetz aus dem Jahr 1939, das vor allem den Zweck hatte, die Ausübung als „gefährlich" eingestufter Heilmethoden zu verbieten und „Wanderheilern" das Handwerk zu legen. Von vornherein drückt sich in diesem Gesetz wie im Status des Heilpraktikers aber auch die Konkurrenzsituation populärer alternativer Heilverfahren zur Schulmedizin aus. So wurden und werden sogenannte „ganzheitliche" Heilmethoden (wie z. B. Homöopathie oder Akupunktur) häufig gerade von Heilpraktikern angeboten.

Im Gegensatz zu den Titeln ‚Ärztlicher Psychotherapeut' und ‚Psychologischer Psychotherapeut', die ja eben an die Ausbildung in einem Richtlinienverfahren geknüpft sind, sagt der Titel für sich genommen nichts über die jeweilige angewandte psychotherapeutische Methode aus. Das therapeutische Können muss, wie nach einem Medizin- oder Psychologie-Studium auch, erst noch erlernt werden. – Fluch und Segen liegen deshalb nah beieinander: Längst würden sich seriöse Heilpraktiker gerne auch im Titel von den Heilpraktikern unterscheiden, die zwar „den Heilpraktiker haben", aber keine fundierte Therapiemethode anbieten können (Kriterien dazu: siehe Abschn. 2.1 und 4.1).

## Heilpraktiker (allgemein)

Vorbereitungskurse für die Überprüfung zur unbeschränkten Heilpraktikererlaubnis dauern im Schnitt zwei Jahre und beinhalten entsprechend umfassende allgemeinmedizinische Kenntnisse. Nach erfolgreicher Prüfung darf der Heilpraktiker Erkrankungen therapieren, in eingeschränktem Rahmen Diagnosen stellen und Heilmittel verordnen (keine verschreibungspflichtigen Medikamente, die darf nur der Arzt verordnen).

Genauso wie die ärztliche Approbation die Erlaubnis umfasst, sowohl den Körper als auch die Seele zu therapieren, so gestattet auch der „große Heilpraktiker" das Ausüben sowohl körper- wie auch psychotherapeutischer Methoden – die unabhängig von der Erlaubnis erst noch erlernt werden müssen.

## Heilpraktiker für Psychotherapie

Für diejenigen, die sich von vornherein auf die Therapie der Seele beschränken wollen, gibt es seit 1993 die Möglichkeit, eine eingeschränkte (sektorale) Erlaubnis zum ‚Heilpraktiker für Psychotherapie' zu erlangen. Vorbereitungskurse für die Überprüfung zum Heilpraktiker für Psychotherapie dauern etwa zwölf Monate. Die dafür geläufige Bezeichnung „kleiner Heilpraktiker" erweckt zwar den Eindruck, als ob hierfür ein Teil des Wissens für den „großen Heilpraktiker" verlangt wird – bezogen auf

Psychologie und Psychotherapie ist das erforderliche Wissen allerdings deutlich umfangreicher. Es entspricht mehr oder weniger dem Gebiet der Klinischen Psychologie, wie es im Psychologiestudium (ggf. auch im Pädagogik- oder im Sozialpädagogikstudium) vermittelt wird. Auch hier muss die methodische Fertigkeit unabhängig von der Erlaubnis erlernt werden.

Der Titel auf Praxisschildern lautet üblicherweise „Heilpraktiker für Psychotherapie", „HP-Psych." oder auch „Psychotherapeut (HPG)" (wobei das HPG für Heilpraktikergesetz steht). Die Benennung ist deswegen etwas kompliziert und uneinheitlich, weil einerseits die Verbände der „großen" Heilpraktiker dagegen sind, dass sich der HP-Psych. überhaupt Heilpraktiker nennen darf, und andererseits die Verbände der Psychologischen Psychotherapeuten zu verhindern suchen, dass er sich Psychotherapeut nennt.

## Diplom-Psychologen, -Pädagogen und -Sozialpädagogen

Psychologinnen, Pädagogen und Sozialpädagoginnen haben einen teilweise erleichterten Zugang zum therapeutischen Beruf und sind deswegen häufig dort anzutreffen. Wer ein Studium der Psychologie, Pädagogik oder Sozialpädagogik mit Diplom abgeschlossen und das Fach Klinische Psychologie erfolgreich belegt hat, kann beim Gesundheitsamt eine „vereinfachte Überprüfung" für den *Heilpraktiker für Psychotherapie* beantragen, die dann lediglich aus der mündlichen Überprüfung besteht. (Bisweilen wird für die vereinfachte Überprüfung auch der Nachweis einer methodischen Ausbildung verlangt; die Regelungen variieren je nach Bundesland, wobei letztlich das jeweils zuständige Gesundheitsamt maßgeblich ist.)

Die oben genannten Diplom-Psychologinnen, -Pädagogen und -Sozialpädagogen können eine Ausbildung in einer psychotherapeutischen Methode machen und dürfen mit der Heilpraktikererlaubnis dann auch praktizieren – allerdings ist es, wie bei den reinen Heilpraktikern auch, egal, ob es sich bei der Methode um ein Richtlinienverfahren handelt oder nicht: Eine Approbation (und damit die Möglichkeit zur Kassenzulassung) bekommen sie *nicht*, und sie sind, Studium hin oder her, auch *keine* Psychologischen Psychotherapeuten.

Eine Ausnahme bestätigt die gerade genannte Regel: Die Ausbildung zum approbierten *Kinder- und Jugendlichenpsychotherapeuten* (vgl. oben Abschn. 4.4) steht auch den hier Genannten offen (PsychThG). – Vielleicht wurde hier eine Sonderregelung eingeführt, um dem besonderen Mangel an Kinder- und Jugendlichentherapeuten zu begegnen, denn freie Therapieplätze bei kassenzugelassenen Kinder- und Jugendlichentherapeuten gibt es *noch weniger* als bei kassenzugelassenen Therapeuten für Erwachsene. Wie auch immer: Obwohl sich an dem Mangel nichts geändert hat, ist im Rahmen der geplanten Neufassung des Psychotherapeutengesetzes im Gespräch, den Diplom-Psychologen, -Pädagogen und -Sozialpädagogen diesen Zugang zur Approbation wieder zu nehmen (KatHO, 2012; mehr dazu auch im Abschn. 4.11).

Abgesehen von denen, die die Approbation haben (also Ärztlichen und Psychologischen Psychotherapeuten, die in einem Richtlinienverfahren ausgebildet wurden) bezieht sich die Berufserlaubnis *aller anderen* (Dipl.-Psych., Dipl.-Päd., Dipl.-Soz.Päd. sowie der Heilpraktiker und HP.-Psych. selbst) auf die Heilpraktikererlaubnis.

## 4.6 Beratung und Coaching

Beratung oder Coaching ist keine Therapie. Die Arbeit eines Beraters hat definitionsgemäß nicht zum Ziel, psychische Leiden zu heilen, und ist, anders gesagt, *weniger* auf die Veränderung zugrundeliegender Verhaltensmuster bezogen, sondern *mehr* auf die Lösung eines bestimmten Problems. – Auch ein Coach kann eine therapeutische Methode lernen (das mag für seine Arbeit ja durchaus nützlich sein). Aber solange er weder eine Approbation noch eine Heilpraktikererlaubnis hat, darf er diese Techniken nicht mit dem Ziel anwenden, psychische Leiden zu therapieren, und er darf seine Arbeit auch nicht Therapie nennen.

Wenn wir berücksichtigen, dass die persönliche Beziehung wichtiger ist als die Methode, dann liegt es auf der Hand, dass ein „guter Begleiter" eine größere Hilfe sein kann als ein „schlechter Therapeut". Je nach Schwere der Störung ist allerdings die methodische Kompetenz, gezielt bestimmte Techniken einsetzen zu können, für eine Therapie unverzichtbar.

So schwer die Grenze im Einzelfall zu ziehen sein mag, aus den unterschiedlichen Zielen ergibt sich auch eine unterschiedliche steuerrechtliche Behandlung: Therapie und ‚gesundheitsorientierte Beratung' sind *Heilverfahren* und damit nicht mehrwertsteuerpflichtig. Coaching und Beratung dagegen sind *Dienstleistungen*, sodass zusätzlich zum Stundensatz noch die gesetzliche Mehrwertsteuer zu zahlen ist.

## 4.7 Österreich

Auch in Österreich sind die Gesundheitsberufe staatlich geregelt. Bezogen auf das Angebot von Psychotherapie sind Ärztinnen, Psychotherapeutinnen und Psychologinnen vertreten.

### Ärzte

Psychiater haben ein Medizinstudium durchlaufen und sich danach mit einer wenigstens sechsjährigen fachärztlichen klinischen Ausbildung fortgebildet. Die entsprechenden Fachrichtungen sind:
- Facharzt für Kinder- und Jugendpsychiatrie,
- Fachärztin für Psychiatrie und Psychotherapeutische Medizin und
- Facharzt für Psychiatrie (und Neurologie).

Früher gab es für Ärzte und Fachärzte nur die Möglichkeit, sich über entsprechende Diplome zum Psychotherapeuten fortzubilden. Der Titel lautet dann: Arzt mit Diplom für Psychotherapeutische Medizin (PSY3). Erst seit 2011 ist die psychotherapeutische Ausbildung grundsätzlich Teil der Facharztausbildung zum Psychiater; sie ist deswegen im Titel immer mit angegeben („... und Psychotherapeutische Medizin").

### Psychotherapeuten

Wer sich ohne Umwege zum Psychotherapeuten ausbilden lassen möchte, kann die entsprechende Ausbildung direkt nach dem Schulabschluss (mit Hochschulreife) aufnehmen. Entsprechend dem Psychotherapiegesetz (PsthG) ist die Ausbildung in zwei Teile untergliedert:
- Psychotherapeutisches Propädeutikum und
- Fachspezifikum.

Im allgemeinen Teil, dem Propädeutikum, werden methodenübergreifend grundlegendes Wissen und Selbsterfahrung vermittelt; er dauert etwa zwei Jahre. Im Rahmen des Fachspezifikums erfolgt dann die drei- bis vierjährige Ausbildung in einer vom Bundesministerium für Gesundheit anerkannten Methode (vgl. Abschn. 5.6) sowie die Eigentherapie. Zusätzlich gibt es den Beruf der Musiktherapeutin (sowohl freiberuflich als auch in der Klinik) als eigenständiges Hochschulstudium.

Aus einigen Berufen heraus ist es möglich, den Weg zum Psychotherapeuten einzuschlagen und dabei direkt in das Fachspezifikum einzusteigen. Wer eine Ausbildung zum Sozialarbeiter, Lehrer, Ehe- und Familienberater absolviert hat, Musiktherapeutin oder Ärztin ist, ein Studium der Philosophie, Psychologie, Publizistik- und Kommunikationswissenschaft oder Theologie abgeschlossen hat, dem wird das Propädeutikum erlassen.

## Psychologen

Psychologen steht die psychotherapeutische Tätigkeit ebenfalls offen. Voraussetzung ist ein abgeschlossenes Studium der Psychologie (Diplom bzw. Master) mit anschließender klinisch-psychologischer Fachausbildung in Theorie und Praxis. Bezogen auf Psychotherapie gibt es zwei unterschiedliche Ausrichtungen:
- Klinische Psychologen (Diagnostik und Therapie bestehender Störungen) und
- Gesundheitspsychologen (Beratung und Therapie mit mehr vorbeugendem Charakter).

## Beratung und Coaching

Innerhalb von Coaching und Beratung wird in Österreich zwischen dem
- Gewerbe der Unternehmensberater und dem
- Gewerbe der Lebens- und Sozialberater

unterschieden. Nach der Definition des Berufsbildes sind aber weder Unternehmensberater noch diplomierte Lebens- oder Sozialberater ‚Psychotherapeuten'. Aufgrund der Neufassung des Psychologengesetzes (die im Juli 2014 in Kraft treten soll) darf auch „gesundheitspräventive Beratung in der Lebens-, Arbeits- und Freizeitwelt" bezüglich „Bewegung, Ernährung und Rauchen" dann nur noch von Gesundheitspsychologen durchgeführt werden.

## 4.8 Schweiz

Bis 2013 war die Zulassung zum Beruf der Psychotherapeutin kantonal geregelt, in manchen Kantonen gar nicht. Diese Praxis befindet sich gerade im Umbruch: Mit Wirkung zum 1.4.2013 trat das schweizerische Psychologieberufegesetz (PsyG) in Kraft, das den Zugang von Psychologen zum Beruf des Psychotherapeuten auf Bundesebene regelt und damit, nach dem Ende einer Übergangszeit, eine kantonal übergreifende Neufassung des Leistungskatalogs der Grundversicherung ermöglicht.

## Ärzte

Ärzte und entsprechend ausgebildete Fachärzte dürfen selbst Psychotherapie ausüben; aber nur die folgenden Fachärzte dürfen auch Psychotherapeuten anstellen und in Delegation mit der Ausübung beauftragen:
- Facharzt für Psychiatrie und Psychotherapie,
- Facharzt für Kinder- und Jugendpsychiatrie und -Psychotherapie oder
- Facharzt für delegierte Psychotherapie.

## Psychologen

Im Grundstudium haben praktizierende Psychotherapeuten Psychologie studiert. Bis zur Einführung des Psychologieberufegesetzes waren auch Absolventen anderer sozial- oder humanwissenschaftlicher Fächer zugelassen, die dann allerdings noch ein vorbereitendes Studium ‚Psychotherapeutische Psychologie' durchlaufen mussten. Im Anschluss an das jeweilige Studium folgte die ‚integrale Weiterbildung' in einer Methode, die Theorie, Selbsterfahrung (Eigentherapie) und supervidierte Praxis beinhaltet sowie ein Jahr klinische Praxis. Nicht ärztliche Psychotherapeuten können dann
- als Angestellte in einer Klinik oder in einer ärztlichen Praxis oder
- aufgrund einer kantonalen Bewilligung zur ‚selbständigen Berufsbildung' in einer eigenen Praxis

arbeiten.

Nach dem 2013 eingeführten PsyG haben Psychologen und Psychologinnen einen Master-, Lizentiats- oder Diplomabschluss im Fach Psychologie vorzuweisen und können sich dann spezialisieren auf:
- Psychotherapie,
- Kinder- und Jugendpsychologie,
- Klinische Psychologie,
- Neuropsychologie oder
- Gesundheitspsychologie.

Psychotherapeutisch tätige Psychologen und Psychologinnen haben im Verlauf des Studiums klinische Psychologie und Psychopathologie erfolgreich belegt und im Anschluss eine mindestens zweijährige methodische Ausbildung an einem anerkannten Ausbildungsinstitut (vgl. Abschn. 5.7) absolviert. Für nichtärztliche Psychotherapeuten ist damit auf Bundesebene der Titel ‚eidgenössisch anerkannter Psychotherapeut / anerkannte Psychotherapeutin' geschaffen worden. Für die Zulassung zu einer selbständigen Praxis ist allerdings nach wie vor der jeweilige Kanton zuständig.

## Heilpraktiker, Naturheilkundler, Naturarzt

Die Zulassung von Heil- und Naturheilpraktikern ist nicht bundesweit geregelt, sondern obliegt dem jeweiligen Kanton. Dementsprechend wird die Ausübung von Therapie als nichtärztlicher und nichtanerkannter Psychotherapeut je nach Kanton: unter bestimmten Voraussetzungen zugelassen, geduldet oder grundsätzlich untersagt.

## 4.9 Zuerst zum Arzt oder gleich zur Psychotherapeutin?

Dafür, auch psychische Probleme zunächst einmal durch einen Arzt abklären zu lassen, spricht, dass es *organische Ursachen* gibt, die eine *psychische Störung* auslösen können. (Wenn die Therapie von der Krankenkasse bezahlt wird, ist die vorhergehende Untersuchung durch einen Arzt ohnehin Pflicht.) So kann z. b. eine Blutung im Gehirn das Bewusstsein und den Charakter verändern, und doch wäre einem Blutgerinsel mit Psychotherapie natürlich nicht beizukommen. Psychiater und Psychosomatiker wurden unter anderem genau dafür ausgebildet: abzuklären, ob ein Leiden eine organische *oder* eine psychische Ursache hat. Auch dürfen ausschließlich Ärzte gegebenenfalls sogenannte Psychopharmaka verschreiben, Medikamente, die gezielt zur Linderung psychischer Leiden eingesetzt werden. – Umgekehrt haben aber auch *organische Symptome* (z. B. Kopfschmerzen, Rückenleiden) oft eine *psychische Ursache*, und die Neigung von Ärzten, solche Symptome ausschließlich mit Medikamenten zu behandeln, ist immer noch groß.

Es wird also vermutlich einen Unterschied machen, ob Sie mit einem Problem als Erstes zu einem Psychiater, zu einer Psychologischen Psychotherapeutin oder zu einem Heilpraktiker gehen. Möglicherweise wird jeder und jede der Genannten zuerst einmal versuchen, Ihnen mit den *ihm oder ihr zur Verfügung stehenden Mitteln* zu helfen. Der Psychiater wird häufig den körperlichen Bestandteil des Leidens (z. B. den Hirnstoffwechsel) im Vordergrund sehen und versuchen, die Störung mit Medikamenten in den Griff zu kriegen. Eine Psychologische Psychotherapeutin, die mit tiefenpsychologisch fundierter Psychotherapie arbeitet, wird dagegen vermutlich vor allem die psychische Komponente des Problems und innerhalb dessen vielleicht die frühkindlichen Erfahrungen und die daraus entstandenen Verhaltensmuster in den Blick nehmen. Während ein Psychotherapeut, der mit Verhaltenstherapie arbeitet, möglicherweise ganz konkrete Hausaufgaben gibt, was anders zu machen ist, um das Problem zu lösen, richtet eine Diplom-Psychologin, die systemisch arbeitet, das Augenmerk vielleicht vor allem auf die aktuellen familiären und beruflichen Umstände, um dort nach Möglichkeiten zu suchen, die Entlastung bringen können. Und ein Heilpraktiker für Psychotherapie wird das Leiden, aufgrund der von ihm praktizierten psychotherapeutischen Methode, vielleicht wieder aus einem anderen Blickwinkel heraus betrachten und angehen.

Natürlich sollten alle Beteiligten neben den eigenen Fähigkeiten auch die eigenen Grenzen sowie die Kompetenzen der anderen im Blick haben. Aber zum einen ist das leichter gesagt als getan, und zum anderen ist die menschliche Gesundheit ausgesprochen komplex: Jedes Ungleichgewicht auf der einen Ebene bewirkt den Versuch eines Ausgleichs auf einer anderen Ebene. Eine durch Beziehungsprobleme ausgelöste psychische Schieflage mag sich z. B. im Empfinden extremer Trauer, einem entsprechend veränderten Gehirnstoffwechsel und Magenbeschwerden niederschlagen. Und die eigentliche Ursache dafür, dass die Trauer so extrem und „nicht zu bewältigen" ist, muss nicht einmal in der Partnerschaft liegen, sondern kann durchaus in der Kindheit begründet sein. Dann wären die ständigen Streitereien zu Hause zwar der Auslöser, nicht aber das zugrundeliegende Problem. Dementsprechend spiegelt sich ein und dasselbe Problem in der Regel auf mehreren Ebenen: auf der körperlichen wie auf der psychischen Ebene; und Probleme aus der Vergangenheit schlagen sich möglicherweise mehr oder weniger direkt in der Gegenwart nieder. Je nachdem, auf welchem Teil des Problems das Augenmerk liegt, kann eine Therapie mit der jeweils ausgeübten Methode völlig zu Recht das Mittel der Wahl sein – so unterschiedlich der jeweilige Ansatz auch sein mag.

Positiv betrachtet kann man sagen: Jeder, der *einen Teil* dieser Ursachen und Erscheinungsformen erkennt und behandelt, hat zu einem Teil recht und kann womöglich auch eine Linderung des Leidens bewirken – *wenn* Sie auf seine Methode ansprechen. Abgesehen von der Untersuchung, ob eine organische Ursache vorliegt oder nicht, kann es für die Therapie der Störung also eine gute Idee sein, sich bewusst für eine therapeutische Methode zu entscheiden, von der Sie sich angesprochen fühlen. (Mehr dazu auch in Abschn. 5.3.)

## 4.10 Psychotherapie oder Psychopharmaka (oder beides)?

Wenn eine organische Ursache (wie z. B. ein Hirnschlag) ausgeschlossen ist, aber eine psychische Erkrankung diagnostiziert wird, die mit einer Stoffwechselstörung einhergeht, wie ist das dann mit der Therapie? Nach den aktuell geltenden Regeln der Kunst wird z. B. eine Depression je nach Schweregrad meist mit Psychopharmaka behandelt *und* eine Psychotherapie empfohlen. Aber ist die Depression nun da, weil der Stoffwechsel im Gehirn verändert ist, oder ist der Stoffwechsel verändert, weil ich eine Depression habe?

Die Frage verhält sich wie die Geschichte mit der Henne und dem Ei: Was war zuerst da? Psychische und körperliche Zustände lassen sich nun mal nicht so einfach trennen. Denken wir nur an Verliebtheit oder, am anderen Ende derselben Skala, Trauer – freilich gehen derartige Zustände jeweils mit einem veränderten Stoffwechsel einher, beim „gesunden" Menschen wie auch im Fall einer psychischen Erkrankung. Schon wenn ich über etwas erschrecke, werden Botenstoffe ausgelöst, die unter anderem meinen Herzschlag beschleunigen. Und trotzdem käme kein Arzt auf die Idee, mir ein Beruhigungsmittel zu verschreiben, das den Herzrhythmus wieder normalisiert. Wenn ich mich allerdings laufend über Dinge aufrege und regelmäßig einen hohen Blutdruck habe, dann kommt ein solches Medikament womöglich schon eher in Betracht, allein schon, um Folgeschäden zu vermeiden. – Wann also ist der Einsatz von Medikamenten sinnvoll, und umgekehrt gefragt: Wie sinnvoll ist Psychotherapie bei Störungen, die mit einem veränderten Stoffwechsel einhergehen?

Ärzte und Therapeuten sollen helfen, das Leiden zu lindern, und sie sollen: nicht schaden. Im Fall von Depressionen zum Beispiel ist es für Außenstehende aber oftmals sehr schwer abzuschätzen, wie schlimm die Stimmung subjektiv erlebt wird und äußerstenfalls: wie groß die Gefahr eines Selbstmords tatsächlich ist. Lässt sich der depressive Kreislauf aus deprimierenden Gedanken und negativen Erfahrungen auch ohne Medikamente verändern, schnell genug verändern, ohne dass im Leben des Klienten weiterer Schaden angerichtet wird, der vermeidbar gewesen wäre? Nicht einmal die Klienten selbst schätzen sich immer richtig ein, solange sie von derart heftigen Ausschlägen des Erlebens geschüttelt werden. So gibt es also bei derartigen Erkrankungen eine Schwelle, ab der Ärzte wie Therapeuten versuchen, mittels Psychopharmaka Schlimmeres zu verhindern. Und jeder wird diese Schwelle ein wenig anders auslegen, da es nun mal eine Frage des Gefühls und der Erfahrung ist, und deshalb immer eine subjektive Einschätzung sein wird. Ein anderer Grund für die Gabe von Psychopharmaka kann darin liegen, einer Gewöhnung des Gehirns an die Störung vorzubeugen („neuronale Plastizität'), wie z. B. bei schizophrenen Schüben.

In solchen Fällen sind Psychopharmaka also häufig das Mittel der Wahl, auch wenn nicht jeder gleichermaßen gut darauf anspricht, sowohl was Nebenwirkungen angeht, als auch was die eigentlich beabsichtigte Wirkung angeht. Wie schnell eine Therapie mit Medikamenten wirkt und wie sie wirkt, ist unterschiedlich und, wie Psychotherapie auch, von Person zu Person verschieden. Zudem ist der eine Klient vielleicht der Ansicht, ausschließlich Medikamente könnten ihm jetzt noch helfen, während eine andere Klientin von vornherein entschlossen ist, „ohne" auszukommen. Die jeweilige Haltung im einen wie im anderen Fall ernst zu nehmen, ist ein weiteres Kriterium.

Dass umgekehrt Psychotherapie sich auf den Stoffwechsel auswirkt, ist ebenso erwiesen, wie auch langfristig Auswirkungen auf die neuronale Plastizität nachgewiesen wurden (Bauer, 2004). Kein Wunder, sind es doch letztlich oft *Erfahrungen,* die psychische Leiden ausprägen – oder die uns gesund werden lassen können (vgl. Abschn. 3.4, 3.5 und 3.9). So mag der Umstand, dass die gesetzlichen Krankenkassen jährlich 1,3 Milliarden Euro für ambulante Psychotherapien ausgeben, für Psychopharmaka mit 2,5 Milliarden aber fast doppelt so viel (Schmidbauer, 2012, S. 432), ein Hinweis darauf sein, dass zurzeit eher eine Schieflage zugunsten der Psychopharmaka-Therapie besteht als umgekehrt.

Zusammenfassend kann man sagen: „Diese Medikamente helfen oft schnell, können aber Nebenwirkungen haben und leicht zur Dauertherapie geraten. Daher sind sie vor allem bei schweren psychischen Störungen – und kombiniert mit einer Psychotherapie – zu empfehlen" (Stiftung Warentest, 2011).

## 4.11 Resümee

Die in diesem Kapitel genannten beruflichen Titel sagen zunächst einmal nur etwas über die *Erlaubnis* aus, Psychotherapie überhaupt anwenden zu dürfen. Sowohl Ärztinnen als auch Heilpraktikerinnen dürfen therapeutisch tätig sein. Die eigentliche Qualifikation zur psychotherapeutischen Tätigkeit wird aber in allen Fällen *im Rahmen einer methodischen Ausbildung* erworben, die mit der Erlaubnis an sich wenig zu tun hat. (Das zeigen z. B. die Ergebnisse einer Studie, in der praktizierende Psychotherapeuten danach befragt wurden, zu etwa wie viel Prozent sie ihr Psychologiestudium aus heutiger Sicht als hilfreich für ihre berufliche Tätigkeit betrachten: „Sie machten Angaben zwischen 10 und 20 %"; Fischer & Barwinski, 2013.) Nur bei den ‚Ärztlichen' und ‚Psychologischen Psychotherapeutinnen' ist der Titel zugleich an eine bestimmte methodische Ausbildung geknüpft, und nur diese Kombination berechtigt in Deutschland zur Kassenzulassung.

Soweit die aktuelle Lage aufgrund des *Psychotherapeutengesetzes* von 1999 (PsychThG), mit dem der Beruf des Psychologischen Psychotherapeuten ja erst geschaffen wurde. Durch Studienreformen (‚Bologna-Prozess') wurde der Abschluss mit Diplom allerdings zugunsten von Bachelor- und Master-Abschlüssen weitgehend abgeschafft, und auch wenn die Bologna-Reform selbst schon wieder auf dem Prüfstand steht – um eine Neufassung des Psychotherapeutengesetzes kommen die gesetzgebenden Institutionen nicht länger herum.

Diese Neufassung wird derzeit heiß diskutiert: Seitens der Politik wünscht man sich offenbar eine eigene universitäre Ausbildung ‚Psychotherapie' (die damals, 1998, nur deswegen nicht vorgeschrieben wurde, weil nach Möglichkeit die bestehenden Strukturen ins Gesetz gegossen werden sollten) – was aber die methodische Vielfalt, sofern man in Deutschland von einer solchen sprechen kann, noch weiter bedrohen könnte: „Etwa 87 % aller Lehrstühle in Klinischer Psychologie sind von verhaltenstherapeutisch orientierten oder ausgebildeten HochschulprofessorInnen besetzt", was sich bei den Absolventen deutlich auf die Wahl der Methode niederschlägt (Wirth & Schwartz, 2010, S. 121). Praktiker sind deshalb in der Tendenz weiterhin für eine zweistufige Ausbildung, wie sie im Grunde auch in Österreich und in der Schweiz vorgeschrieben ist.

Was sollte in einer solchen Ausbildung vermittelt werden? Worauf kommt es an, wenn Sie „Ihren" Psychotherapeuten oder „Ihre" Psychotherapeutin auswählen? – Im Gegensatz zu der verbreiteten Auffassung,

Psychotherapeuten „dürfen nicht zu sehr an Ihrem Schicksal [dem der Klienten und Klientinnen] Anteil nehmen" (DPtV, 2010, S. 19), hat der ‚Österreichische Bundesverband für Psychotherapie' zu der Frage, was letzten Endes zum psychotherapeutischen Beruf qualifiziert, Gedanken formuliert, die man treffender, meine ich, in Worten gar nicht ausdrücken kann:

> *„Psychotherapie ist immer ein ‚Sich-Einlassen auf eine andere Person'. Wie in Wirksamkeitsuntersuchungen (z. B. Grawe) bestätigt wurde, ist die nach fachlichen Kriterien aufgebaute psychotherapeutische Beziehung der zentrale Faktor der heilsamen Wirkung von Psychotherapie. Damit dies so ist, und sich die psychotherapeutische Beziehung heilsam auswirken kann, muss der Beziehungsgestaltung in der Psychotherapieausbildung besonders Rechnung getragen werden. Jeder/e angehende PsychotherapeutIn muss am eigenen Leib oder besser an der eigenen Seele erfahren, wie sich Psychotherapie anfühlt, wie und wodurch die eigene Seele berührt wird und welche Entwicklungen durch diese Berührung möglich werden. Kann der/die PsychotherapeutIn sich nicht auf sein/ihr Gegenüber einlassen, das dort Mitgeteilte mitfühlend verstehen und mittragen, wird die Psychotherapie nicht gelingen. In diesem Sinne kann man Psychotherapie auch nicht einfach ‚erlernen' wie eine korrekte chirurgische Schnitttechnik oder die richtige Auswahlmethode für das richtige Medikament. Zwar kann und muss man auch die Behandlungstechniken erlernen – Psychotherapie als ganzheitliche Behandlungsmethode muss aber erfahren, reflektiert und erlebt werden."*

(ÖBVP, 2010, S. 1f.)

Wenn die Qualifikation also nicht an einer bestimmten Methode festgemacht werden kann, warum übernehmen die Kassen dann im einen Fall die Kosten für eine Therapie, im anderen aber nicht? Und welche Spielräume gibt es, damit die Versicherung vielleicht doch zahlt? Diesen Fragen gehen wir im nächsten Kapitel auf den Grund.

# 5. Die Welt der Kassen

> „Die Vergangenheit kann uns nicht sagen, was wir tun, wohl aber, was wir lassen müssen."
>
> José Ortega y Gasset (1883–1955)

## 5.1 Ein Riss geht durch den Berufsstand: die Kassenzulassung

Um bei einem „kleineren" Problem eine Hilfestellung zu bekommen, mögen ein paar wenige Therapiestunden ausreichend sein. Aber eine regelrechte Krise ist oft genug das Ergebnis jahrelanger Verstrickungen, sodass eine Lösung des Problems durchaus ebenfalls Jahre dauern kann. Es geht schließlich um nichts weniger als „sein Leben zu ändern" (wäre das so leicht, dann täten wir's – auch ohne Psychotherapeuten). Aber schon bei einer ein Jahr dauernden ambulanten Therapie kommen leicht über 2.500 Euro zusammen. Wer also zahlt die Therapie? Hat die Therapeutin eine Kassenzulassung? Die Kassenzulassung bedeutet, dass die Kosten für eine Therapie, jedenfalls innerhalb eines bestimmten Rahmens, von der jeweiligen Krankenversicherung übernommen werden. Für viele von uns ist das ein entscheidendes Kriterium bei der Wahl des Therapeuten oder der Therapeutin.

Eine Kassenzulassung bekommen aber nur Ärztliche oder Psychologische Psychotherapeuten (vgl. Abschn. 4.2–4.4). Selbst im anerkannten Krankheitsfall zahlen die Krankenkassen also nicht jede Therapie bzw. jeden Therapeuten – was für Klienten und Klientinnen eklatante Folgen hat. Ganz davon abgesehen, dass die Auswahl an Methoden dadurch massiv eingeschränkt ist, wird auch der Bedarf an Psychotherapieplätzen nicht gedeckt: Bei Therapeuten mit einer Kassenpraxis, die eine Warteliste führen, beträgt die durchschnittliche Wartezeit bis zur ersten Sitzung knappe sechs Monate (BPtK, 2011b), auch wenn man *jetzt* Hilfe benötigt und nicht erst in einem halben Jahr. Und die Therapeutinnen und Therapeuten, die eine Privatpraxis haben, hätten zwar schneller Termine frei, aber dort müssen Sie die Therapie ja eben selbst bezahlen.

Begründet wird das zum einen damit, dass Psychotherapeuten ohne Kassenzulassung ganz allgemein „geringer qualifiziert" seien (so äußerte sich jedenfalls ein Vertreter der Kassenärztlichen Bundesvereinigung; www.psychologienews.de, 19.1.2012). Zum anderen wird von den Verantwortlichen in den zuständigen Institutionen beharrlich mit der „wissenschaftlich anerkannten Wirksamkeit" der entsprechenden Methoden argumentiert.

Aber was sagen denn diejenigen darüber, die sich mit der Erforschung der Wirksamkeit von Psychotherapie beschäftigen? Die zitieren zum Beispiel Studien, die belegen, dass zwar „ganz deutlich erfolgreiche und wenig erfolgreiche Therapeuten zu unterscheiden sind. Die erfolgreichen Therapeuten erreichten zehnmal größere Effekte als die nicht erfolgreichen Therapeuten" – allerdings seien diese Effekte „nicht durch den Einfluss von Geschlecht, Erfahrung und Ausbildung erklärbar" (Strauß, 2010, S. 4). Bezogen auf den Heilungserfolg lässt sich also feststellen, „jede Therapieform könnte dies bewirken, wenn nur der Therapeut gut ist" (Jaeggi, 2011, S. 41).

Wie verhält es sich denn nun mit der Wirksamkeit des Therapeuten und, sofern die Methode dabei eine Rolle spielt: Worauf kommt es für Sie bei der Wahl der Methode an?

## 5.2 Was wirkt: die Methode oder der Therapeut?

In der *Wirksamkeitsforschung* wird viel darum gestritten, welche Methode wie wirksam ist, und insbesondere für die Verhaltenstherapie existieren Unmengen von Studien, die ihre Wirksamkeit bei bestimmten Störungen belegen. Dabei geht es insofern etwas ungerecht zu, als in der von den Naturwissenschaften beeinflussten Welt der universitären Forschung mit unterschiedlichem Maß gemessen wird: Für hochwertig werden demnach sogenannte *quantitative Studien* erachtet, in denen für eine gewisse Menge von Fällen Daten „objektiviert" werden (RCT- bzw. Randomized Controlled Trial-Studien). *Qualitative Studien*, die eine Wirkung im Einzelfall beschreiben, sind nach diesen Anforderungen deutlich weniger wert.

Schon diese Grundvoraussetzung macht es aber vielen Methoden schwerer, den geforderten Nachweis ihrer Wirksamkeit zu erbringen, denn: Je individueller der Therapieverlauf innerhalb einer Methode ist, desto weniger lässt sich die Wirkung objektivieren (Revenstorf, 1982, Bd. I, S. 29). Das bedeutet, dass zum Beispiel die humanistischen Methoden schon aufgrund ihrer Haltung schwerer zu den Studien kommen, die nach aktuellen Standards als hochwertig betrachtet werden. Aber nicht nur das: Ausgewiesene Wissenschaftler kommen gar zu dem Schluss, dass der Vorgang der Objektivierung, also das Weglassen von bestimmten Merkmalen, an und für sich nicht wissenschaftlich sei: „Gerade EST / RCT-Studien liefern ein vollständig verzerrtes Bild professioneller, seriöser Psychotherapie, weil sie nur Verzerrtes über psychotherapeutische Wirklichkeiten wiedergeben" (Tschuschke et al., 2009, S. 8).

Letztlich spiegelt sich in der Wirksamkeitsdebatte und in der Frage, was als Beleg für die Wirksamkeit gilt, zugleich die Haltung, die hinter der jeweiligen Methode steht: Während z. B. die Verhaltenstherapie davon ausgeht, dass es eine *objektive Wirklichkeit* gibt, die für alle Menschen gilt (‚Positivismus'), beziehen sich humanistische Methoden darauf, dass wir ebendiese „Wirklichkeit" doch immer nur *subjektiv* wahrnehmen können – durch unseren Körper, der nun mal unser einziges Instrument ist, um mit der Umwelt in Kontakt zu treten (‚Phänomenologie'). In diesem Sinn geht es nicht (nur) um die therapeutische Wirksamkeit, sondern vor allem um die zugrundeliegende Philosophie, um die jeweilige Weltanschauung, mit der wir auf andere Menschen zugehen.

In ebendiesem Spannungsfeld liegt ja auch der therapeutische Prozess selbst: Hat der Therapeut nun die Deutungshoheit darüber, wie die Realität des Klienten „in Wirklichkeit" ist? Weil er ja „gesund", der Klient aber „erkrankt" ist? Oder begegnet man sich in dem Bewusstsein dessen, dass das Erleben jeweils höchst subjektiv ist? – Die therapeutische Begegnung ist also einerseits etwas sehr Persönliches, die persönliche Haltung spiegelt sich aber auch in der jeweils angewandten Methode. (Vgl. dazu auch ‚Subjekt-Objekt-Beziehung'; Schneider, 1996, S. 57f.)

Aber es wird nicht nur auf die Methode bezogen geforscht, es wird auch untersucht, was die therapeutische Begegnung und die Therapeutin an und für sich „wirksam" macht, sozusagen unabhängig von der angewandten Methode. Dabei ist unter anderem herausgekommen, dass Therapeuten umso wirksamer sind, je sinnvoller sie selbst erleben, was sie tun, je *authentischer* sie darin sind, wie sie es tun. Das heißt im Grunde: Unabhängig davon, welches Menschenbild die Methode nun transportiert, ist die Übereinstimmung der persönlichen Werte des Therapeuten mit den Werten der von ihm praktizierten Methode ein wesentlicher Faktor für seine Wirksamkeit (Revenstorf, 2008).

Wie wirksam die unterschiedlichen Methoden im Vergleich sind, damit beschäftigt sich wiederum die *vergleichende Wirksamkeitsforschung*. Hierfür werden also keine eigenen Studien unternommen, sondern es werden nur bereits vorliegende Studien verschiedener Methoden ausgewertet (eine Ausnahme ist hier die Schweizer ‚PAP-S'-Studie; Tschuschke et al.,

2009, und von Wyl et al., 2013). Dabei hat sich die Erkenntnis durchgesetzt, dass *für die einen Klienten die eine Methode* und *für die anderen Klienten die andere Methode* besser geeignet ist. Oder, um es mit den schon legendären Worten eines großen Psychotherapieforschers zu sagen: Alle haben gewonnen und jeder verdient einen Preis (Lesler Luborsky in Anspielung auf „Alice im Wunderland"; zitiert nach Jaeggi, 2011, S. 63). Klientinnen, die ein hohes Selbstbestimmungsbedürfnis haben, ist z. B. mit einer humanistischen Therapieform besser geholfen; Klienten, die sich klare Empfehlungen und Vorschläge wünschen, fühlen sich dagegen bei einem direktiven Verfahren wie der Verhaltenstherapie besser aufgehoben – und die jeweilige Methode führt dann dementsprechend zu besseren Ergebnissen.

Entscheidend ist die *Qualität der Beziehung* zwischen Klient und Therapeut. Wenn sie aufgrund einer ähnlichen Haltung hinsichtlich Zielen und Werten zueinander „passen", dann unterstützt das eine gute, vertrauensvolle Beziehung und: fördert damit den Therapieerfolg.

## 5.3 Die richtige Methode finden: aufgrund der Diagnose oder der Passung?

Dass es letztlich weniger darauf ankommt, welche Methode angewendet wird, sondern viel mehr auf die *Qualität der Beziehung,* diese Ergebnisse der Wirksamkeitsforschung widersprechen nun allerdings ganz und gar der gängigen Praxis in unserem Gesundheitswesen. „Wie Untersuchungen zeigen, ist die Zahl der Fehlindikationen [dass die falsche Therapie angewendet wurde; T. N.] in der Psychotherapie zu hoch. Daher muss die Passung zwischen Patient und Therapeut verbessert werden" (Kriz, 2009, S. 3). Aber was hat es damit auf sich? Bekommt denn nicht jede Klientin die für sie „passende" Therapie?

Das deutsche Gesundheitswesen ist, hinsichtlich der Erstattung von Kosten für Psychotherapie durch die gesetzlichen Krankenkassen, auf *Diagnosen von Erkrankungen* aufgebaut. Das hat vor allem historische Gründe, denn die Versorgungsstruktur mit ärztlicher Hilfe bei körperlichen Erkrankungen war ja schon da, als die Psychotherapie Einzug gehalten hat. Und ein Gallenstein ist nun mal ein Gallenstein, ein Herzinfarkt bleibt ein Herzinfarkt; die Diagnose ist hier zunächst mal alles (oder fast alles: wie wir an der Psychosomatik sehen, ist auch das manchmal recht unübersichtlich). Dementsprechend werden schon seit über einhundert

Jahren systematische Verzeichnisse (‚Inventare') von allen denkbaren körperlichen – und eben auch psychischen Störungen aufgestellt. Für Psychische Erkrankungen ist in den USA seit 1952 das ‚Diagnostic and Statistical Manual of Mental Disorders' (DSM) maßgeblich; parallel dazu hat die Weltgesundheitsorganisation (WHO) 1991 die ‚International Classification of Diseases' (ICD) eingeführt. Seit dem 1.1.2009 sind Psychotherapeuten, die mit den gesetzlichen Krankenkassen abrechnen, auch in Deutschland verpflichtet, die diagnostizierten Störungen in den Anträgen an die Kasse nach dem aktuellen ‚ICD-10-GM-Inventar' zu verschlüsseln. Nur was in diesen Störungskatalogen aufgeführt ist, ist auch als „Krankheit" anerkannt. Nur die Therapie „anerkannter Krankheiten" wird von den Krankenkassen übernommen – wenn und soweit die vorgesehene Therapie im ‚Leistungskatalog' aufgeführt ist.

Allerdings wird ein solches System der menschlichen Psyche offenbar von Grund auf nicht gerecht: „Es wird immer unglaubwürdiger, psychische Krankheiten zu konstruieren, ohne zu berücksichtigen, dass wir eine Welt geschaffen haben, die unseren Gefühlen widerspricht" (Schmidbauer, 2012, S. 427). Ein Blick auf die Psychosomatik (Abschn. 3.2) oder die Psychotraumatologie (Abschn. 3.5) zeigt, wie sehr ein solches Vorgehen in der Praxis an seine Grenzen stößt. „Die Idee, dass seelische Probleme oder solche sozialer Interaktion als Krankheitseinheit zu klassifizieren sind, stammt vermutlich aus der Medizin, wenn nicht aus der Autowerkstatt" (Revenstorf, 1982, Bd. I, S. 62).

Hier tut sich denn auch der Graben auf, der das bestehende Kassensystem von den Erkenntnissen der Wirksamkeitsforschung trennt: Zum einen werden Klientinnen und Klienten ja gerade aufgrund einer bestimmten Diagnose auf eine bestimmte Methode verwiesen (‚Leitlinien') und nicht aufgrund der Passung; zum anderen ist die Methodenfrage letztlich sowieso nicht maßgeblich, solange für Kassenpatienten nur drei Methoden zur Auswahl stehen (‚Richtlinienverfahren') und das Angebot an Therapeuten durch die Anzahl an Kassenzulassungen reguliert wird (‚Bedarfsplanungsrichtlinie'), sodass Sie bei Bedarf eh gezwungen sind, den nächstbesten freien Therapieplatz zu nehmen.

Es wird angenommen, dass über 70 Prozent der ambulanten Therapien, die mit der Kasse abgerechnet werden, von Psychologischen Psychotherapeuten erbracht werden (Walendzik et al., 2010, S. 2 und 22); wenn Sie unter diesen Psychologischen Psychotherapeuten nach einem freien Therapieplatz suchen, werden sie rein rechnerisch zu über 60 Prozent bei einem Verhaltenstherapeuten landen (Walendzik et al., 2010, S. 17f.). – Methodische Vielfalt im Gesundheitswesen sieht, meine ich, anders aus. Dabei bietet ja gerade eine Vielfalt an Methoden die Möglichkeit, die *Passung* zwischen Klientin und Therapeutin zu erhöhen, dadurch die *Qualität der Beziehung* zu fördern: und damit den *Therapieerfolg* zu verbessern.

## 5.4 Was die Krankenkassen bezahlen

Ob und wie lange Ihre Krankenkasse eine Psychotherapie bezahlt, hängt von verschiedenen Faktoren ab. Maßgeblich sind dabei:
- die Art Ihres Leidens,
- die angewandte therapeutische Methode sowie
- die jeweilige Krankenkasse (bei privaten Krankenversicherungen auch noch der jeweilige Tarif).

Kommen wir zunächst zu der *Art des Leidens*: Es muss eine „Störung von Krankheitswert" vorliegen. Dazu gehören z. B. *nicht*:
- Beratung und Unterstützung in einer „allgemeinen Lebenskrise" wie z. B. Verlust des Arbeitsplatzes, Trennung, Tod eines Partners / der Eltern / Kinder;
- partnerschaftliche Probleme oder Probleme mit den eigenen Kindern.

Es sei denn, die Krise ist wiederum Auslöser für eine „seelische Störung von Krankheitswert", wie es z. B. bei Depression, Ängsten, Zwängen oder Suizidgedanken häufig der Fall ist. (Sie sehen, es bestehen gewisse Spielräume, was die Diagnose angeht.)

Neben dem eigentlichen Antrag wird die Krankenkasse einen ärztlichen Bericht von einer praktischen Ärztin oder einem praktischen Arzt verlangen. Diese allgemeine körperliche Untersuchung soll einerseits sicherstellen, dass organische Ursachen für die vorliegende Symptomatik ausgeschlossen werden können, und andererseits, dass keine körperlichen Gründe gegen die Aufnahme einer Psychotherapie sprechen.

Kommen wir zur *angewandten Methode*: Die Kosten für eine Behandlung mit einem sogenannten Richtlinienverfahren werden in jedem Fall von den Krankenkassen übernommen. Dazu gehören:
- die Analytische Psychotherapie (vgl. dazu die Abschn. 2.2, 2.3 und 2.4),
- die Tiefenpsychologisch fundierte Psychotherapie (Abschn. 2.5) und
- die Verhaltenstherapie (Abschn. 2.6).

Sofern Ihr Therapeut über eine dieser drei genannten Methoden hinaus eine Ausbildung in der
- Systemischen Psychotherapie (Abschn. 2.10),

- Gesprächspsychotherapie (Abschn. 2.7) oder
- Hypnotherapie (Abschn. 2.9)

absolviert hat, ist es *bei bestimmten Diagnosen* möglich, eine Behandlung in einer dieser Methoden mit der Krankenkasse abzurechnen. Es gibt inzwischen viele Therapeutinnen und Therapeuten, die in verschiedenen Methoden ausgebildet sind und diese praktizieren; so ganz klar lässt sich dann eine anerkannte von einer nicht anerkannten Methode in der Praxis ja vielleicht gar nicht unterscheiden. (Sie sehen, auch da bestehen Spielräume.)

Wenn Sie einen Therapieplatz gefunden haben und sich nach den ersten Stunden ('probatorische Sitzungen'; dazu mehr im Abschn. 6.5) entschließen, die Therapie dort aufzunehmen, wird Ihre Therapeutin einen Antrag auf Übernahme der Kosten bei der Krankenversicherung stellen. Zusammen mit dem Antrag geht ein sogenannter 'Konsiliarbericht' an einen dortigen Gutachter, der die vorgesehene Therapie hinsichtlich Art und Dauer zu prüfen hat. (Die Bewilligung ist zwar mehr als nur Formsache, stellt in der Praxis aber auch kein Problem dar: Faktisch werden etwa 96 Prozent der gestellten Anträge auch bewilligt.)

Die bewilligte Anzahl von Stunden ist sehr unterschiedlich. Denn die für eine Therapie veranschlagte *Dauer* hängt wiederum von beidem ab, von
- der Diagnose und
- der angewandten Methode.

Letztlich hängt der Umfang der bewilligten Stunden von der Methode ab. Da aber davon ausgegangen wird, dass manche Methoden für die Therapie bestimmter Störungen besser geeignet sind als andere, werden Sie häufig aufgrund der Diagnose auf eine bestimmte Methode verwiesen. Bei der Tiefenpsychologisch fundierten Psychotherapie werden nach bis zu fünf probatorischen Sitzungen, in denen Klient und Therapeut prüfen, ob sie zusammenpassen, zunächst 25 Stunden beantragt und bewilligt; danach kann die behandelnde Psychotherapeutin Folgeanträge für insgesamt bis zu 100 Stunden stellen. Bei der Verhaltenstherapie beläuft sich der erste Antrag auf 40 Stunden (bzw. 25 Stunden bei der Kurzzeittherapie) und mit einem Folgeantrag auf insgesamt 80 Stunden. Bei der Psychoanalyse sind es von vornherein bis zu acht probatorische Sitzungen und im ersten Antrag 80, maximal 300 Stunden, die beantragt und bewilligt werden. Ausnahmen bestätigen die genannten Regeln.

Die häufig kolportierte Meldung, dass danach eine zweijährige Wartezeit eintritt, ist falsch. Es ist lediglich so: Falls nach Abschluss einer Therapie im direkten Anschluss ein Antrag auf eine Kurzzeittherapie gestellt wird, dann ist dieser Antrag in jedem Fall ‚gutachterpflichtig' – „es sei denn, dass zwischen dem Abschluss der Therapie und dem Zeitpunkt der Antragstellung ein Zeitraum von mehr als 2 Jahren liegt" (PT-V). Wenn Sie erst einmal einen Therapieplatz haben, wird es also im Zweifel auch gelingen, die Therapie so lange zu verlängern, wie es eben nötig ist.

Die Krankenkassen übernehmen gegebenenfalls auch die Kosten für eine ambulante *Gruppentherapie* (dazu mehr im Abschn. 6.1); die Therapeutin kann einen Antrag stellen, der sich von vorneherein auf die Gruppentherapie bezieht, oder auch einzelne Stunden einer bereits genehmigten Einzeltherapie dafür umwidmen (für eine Einzelstunde gibt es zwei Gruppenstunden).

Ob auch die Behandlung mit einer anderen psychotherapeutischen Methode und/oder durch einen Heilpraktiker für Psychotherapie bezahlt wird, wird unterschiedlich gehandhabt. Gesetzliche wie private Krankenversicherer übernehmen zwar je nach Tarif auch Heilpraktikerleistungen, in der Regel sind diese aber auf den körperlichen Bereich beschränkt und schließen Psychotherapie aus. Dafür gibt es Zusatzversicherungen von privaten Anbietern, die ausdrücklich auch psychotherapeutische Maßnahmen bei Heilpraktikern einschließen.

Noch ein Hinweis: Sollten Sie bereits eine Therapie in einer Privatpraxis aufgenommen haben und erst im Nachhinein auf die Idee kommen, einen Antrag zu stellen, damit die Kasse im weiteren Verlauf die Kosten übernimmt, gibt es leider oft Schwierigkeiten. Es ist zwar ebenso verständlich wie sinnvoll, dass Sie dort bleiben wollen, wo Sie sich gut aufgehoben fühlen, und letztlich sollte Ihnen die Kasse ja dankbar sein, dass Sie einen Teil der Kosten für die Therapie bereits selbst übernommen haben. Dennoch stellen sich die Sachbearbeiter der Versicherungen häufig stur, weil sie offenbar dazu aufgerufen sind, wenn irgend möglich dafür zu sorgen, dass die übernommenen Leistungen von den „Vertragspartnern" der Krankenversicherungen (also den Ärzten und Therapeuten mit einer Kassenpraxis, einer sogenannten ‚Niederlassung') erbracht werden. – Versuchen können Sie es, aber die Chancen stehen von vorneherein nicht besonders gut.

Sie sehen, die Unterschiede sind groß und es lohnt sich vermutlich, sich bei der eigenen Krankenkasse zu erkundigen, *bevor* Sie eine Psychotherapie aufnehmen. Für Klienten in akuter finanzieller Not besteht unter Umständen außerdem die Möglichkeit, einen Antrag auf Kostenerstattung beim zuständigen Sozialamt einzureichen. Auch hier gilt: Fragen Sie!

## 5.5 Was die Krankenkassen bezahlen *müssen* – das Kostenerstattungsverfahren

Für den Fall, dass Sie gesetzlich krankenversichert sind und innerhalb einer angemessenen Zeit keinen Therapieplatz in einer Kassenpraxis bekommen (davon ist auszugehen), gibt es das *Kostenerstattungsverfahren*. Im Sozialgesetzbuch ist dieser Rechtsanspruch folgendermaßen definiert:

> *„Konnte die Krankenkasse eine unaufschiebbare Leistung nicht rechtzeitig erbringen oder hat sie eine Leistung zu Unrecht abgelehnt und sind dadurch Versicherten für die selbst beschaffte Leistung Kosten entstanden, sind diese von der Krankenkasse in der entstandenen Höhe zu erstatten, soweit die Leistung notwendig war."*
>
> (SGB V, § 13, Absatz 3)

Aufgrund dieses Rechtsanspruchs und da die Versorgung mit Therapieplätzen in Deutschland so miserabel ist, lässt sich die Reihenfolge freilich auch umdrehen: Sie suchen sich eine Therapeutin mit einer Privatpraxis, bei der Sie sich wohlfühlen und die einen freien Platz hat, und stellen erst dann einen Antrag auf Kostenerstattung. Allerdings wird die Versicherung trotzdem darauf bestehen, dass sie zu einer approbierten, also einer Psychologischen bzw. Ärztlichen Psychotherapeutin gehen, sodass auch dann die Einschränkung bezüglich der Richtlinienverfahren gilt; es kommen also wiederum nur
- die Analytische Psychotherapie,
- die Tiefenpsychologisch fundierte Psychotherapie oder
- die Verhaltenstherapie

in Frage. Aber immerhin sind Sie auf diese Weise nicht an die verfügbaren (bzw. nicht verfügbaren) Therapieplätze in Kassenpraxen gebunden.

Um das Kostenerstattungsverfahren anzuwenden, müssen Sie im Folgenden zuerst einmal den Nachweis erbringen, dass die Behandlung *notwendig* ist, und zwar unmittelbar *jetzt* und nicht erst in einem halben Jahr. Die Therapie ist also „dringlich" und „nicht weiter aufschiebbar". Dazu ist die Erstellung einer entsprechenden Diagnose durch die Hausärztin, Psychiaterin oder in einer Klinik nötig.

Als Zweites müssen Sie den Nachweis erbringen, dass sie auf eine entsprechende Behandlung bei den Vertragspartnern der Krankenversicherung (Therapeuten mit einer Kassenpraxis) zu lange, nämlich *unzumutbar lange*, warten müssten. – Bei den durchschnittlich gegebenen Wartezeiten sollte das keine Schwierigkeit sein. Rufen Sie in mehreren Praxen an und fragen Sie, wie lange Sie auf einen Therapieplatz warten müssten (nicht zu verwechseln mit einem Erstgespräch). Notieren Sie die Angabe und auch, mit wem Sie gesprochen haben.

Besorgen Sie sich als Drittes, falls nicht schon geschehen, einen Therapieplatz in einer Privatpraxis und notieren Sie, wann Sie Ihre Therapie dort aufnehmen könnten (im Zweifel ist das entschieden früher als bei den vorgenannten Kassenpraxen). Ihr Therapeut sollte den Antrag noch einmal aus seiner Sicht begründen (ohne jedoch auf Einzelheiten der Erkrankung einzugehen – das geht niemanden außer Sie beide etwas an) und einen entsprechenden Antrag auf die „Bewilligung außervertraglicher probatorischer Sitzungen und einer Psychotherapie" ausfüllen. Jetzt können Sie Ihren „Antrag auf Erstattung der Kosten für eine außervertragliche Psychotherapie" bei Ihrer Krankenkasse einreichen.

Aber vielleicht telefonieren Sie auch vorher schon mit dem für Sie zuständigen Sachbearbeiter Ihrer Krankenversicherung und fragen ihn, wie das Kostenerstattungsverfahren dort gehandhabt wird. Jede Krankenkasse geht damit anders um: Die Entscheidung, wie viele fruchtlose Versuche Sie nachweisen sollten und welche Wartezeit noch als zumutbar betrachtet wird, ist immer eine Einzelfallentscheidung!

Scheinbar werden Anträge auf Kostenerstattung immer häufiger und fast schon systematisch abgelehnt. Aber lassen Sie sich nicht entmutigen: Mit einer entsprechenden Diagnose haben Sie, wenn Sie gesetzlich krankenversichert sind, einen *rechtlichen Anspruch* darauf, innerhalb einer angemessenen Zeit eine Therapie zu bekommen (wenn auch nicht unbedingt mit Ihrer Wunsch-Methode), und darauf, dass diese Therapie von Ihrer Krankenkasse bezahlt wird. Legen Sie gegebenenfalls Widerspruch bei Ihrer Krankenversicherung ein und, auch wenn diese Gangart nicht jedermanns Sache ist: „Patienten sollten ihrer Kasse notfalls mit Klage drohen, raten Experten" (Spiegel-Online, 5.7.2012).

Wenn Sie im Rahmen des Kostenerstattungsverfahrens von Ihrer Versicherung die Zusage für die Übernahme der Kosten bekommen haben, wird Ihre Therapeutin (‚Vertragsbehandlerin') allerdings nicht direkt mit der Kasse abrechnen. Sie stellt Ihnen eine Rechnung aus, die Sie erst einmal selbst bezahlen müssen. In einem zweiten Schritt reichen Sie die Rechnung bei Ihrer Krankenkasse ein, die Ihnen die entstandenen Ausgaben dann zurückerstattet.

## 5.6 Österreich

### Methoden

In Österreich ist die methodische Vielfalt erheblich größer als in Deutschland. Derzeit sind vom Bundesministerium für Gesundheit für die Abrechnung mit den Krankenkassen die folgenden Methoden anerkannt:

*Tiefenpsychologisch-psychodynamische Orientierung:*

*Psychoanalytische Methoden:*
– Analytische Psychologie
– Gruppenpsychoanalyse
– Individualpsychologie
– Psychoanalyse / Psychoanalytische Psychotherapie
– Psychoanalytisch orientierte Psychotherapie

*Tiefenpsychologisch fundierte Methoden:*
– Autogene Psychotherapie
– Daseinsanalyse
– Dynamische Gruppenpsychotherapie
– Hypnosepsychotherapie
– Katathym Imaginative Psychotherapie
– Konzentrative Bewegungstherapie
– Transaktionsanalytische Psychotherapie

*Humanistisch-existenzielle Orientierung:*
– Existenzanalyse
– Existenzanalyse und Logotherapie
– Gestalttheoretische Psychotherapie
– Integrative Gestalttherapie
– Integrative Therapie
– Klientenzentrierte Psychotherapie
– Personenzentrierte Psychotherapie
– Psychodrama

*Systemische Orientierung:*
– Neuro-Linguistische Psychotherapie
– Systemische Familientherapie

*Verhaltenstherapeutische Orientierung:*
– Verhaltenstherapie

## Kosten

Dafür, dass die Kosten ganz oder teilweise von der Krankenversicherung übernommen werden, muss eine krankheitswertige Störung vorliegen, die von einem Arzt oder der Psychotherapeutin diagnostiziert werden kann. Für ambulante Therapien, deren Kosten voll von der Krankenversicherung übernommen werden (Psychotherapie auf Krankenschein), besteht häufig eine Wartezeit von bis zu einem oder sogar eineinhalb Jahren.

Die Bewilligung beläuft sich in der Regel auf 40 Stunden und kann gegebenenfalls mittels eines Folgeantrags verlängert werden. Ein geringer Selbstbehalt wird häufig auch bei den „kostenlosen Psychotherapien" verlangt. Da es keinen bundesweiten Rahmenvertrag zwischen dem Hauptverband der Sozialversicherungsträger (HVB) und dem Österreichischen Bundesverband für Psychotherapie (ÖBVP) gibt, sind die Regelungen je nach Bundesland und Kasse unterschiedlich. Teilweise werden ausschließlich Therapien in kasseneigenen Institutionen übernommen (Ambulanzen von Krankenhäusern, Beratungsstellen), teilweise steht den freiberuflich niedergelassenen Psychotherapeutinnen ein bestimmtes Kontingent an voll bezahlten Therapieplätzen zur Verfügung. Wie auch immer: Voll bezahlte Plätze gibt es zu wenige, deswegen wird rund die Hälfte der aufgenommenen Therapien überwiegend privat bezahlt.

Bei Klienten, die in den oben genannten Einrichtungen keinen Platz bekommen, sind die Kassen verpflichtet, einen Zuschuss von derzeit 21,80 Euro je Stunde (à 50 Min.) zu bezahlen. Wie bei der Psychotherapie auf Krankenschein muss eine „krankheitswertige Störung" vorliegen, es muss nach der ersten Stunde durch einen Arzt eine organische Ursache ausgeschlossen worden sein und ein Antrag auf Kostenzuschuss durch die Krankenversicherung gestellt werden. Zunächst werden höchstens vier bis zehn Stunden bewilligt, innerhalb derer gegebenenfalls ein Antrag auf „Kostenzuschuss wegen Inanspruchnahme einer(s) freiberuflich niedergelassenen Psychotherapeutin(en)" für maximal weitere 50 Stunden gestellt werden kann. Soll die Therapie dann fortgeführt werden, muss erneut ein Antrag gestellt werden.

Sofern keine krankheitswertige Störung vorliegt oder wenn eine Therapie in einer Methode aufgenommen wird, die nicht durch das Bundesministerium für Gesundheit anerkannt ist, müssen die Kosten voll privat bezahlt werden. Die Stundensätze in freier Praxis sind nicht einheitlich geregelt und variieren etwa von 60 bis 120 Euro, wobei viele Therapeuten bei einkommensschwächeren Personen ein geringeres Honorar verlangen (sogenannte Sozialtarife).

## 5.7 Schweiz

### Methoden

Bis zur Einführung des Psychologieberufegesetzes (PsyG) wurde in der Schweiz nicht nach Methoden unterschieden. Für die Abrechnung im Rahmen der Grundversicherung maßgeblich war die Ausführung durch einen Arzt bzw. Facharzt oder in Delegation durch einen Psychologen, dessen Ausbildung durch einen der vier dafür maßgeblichen Berufsverbände (Charta, SBAP, ASP, FSP) akkreditiert war.

Aber auch nach der Einführung des PsyG ist die Vielfalt der Methoden, die durch die Grundversicherung abgedeckt werden, erheblich größer als in Deutschland. Die ‚Verordnung über die Psychologieberufe' (PsyV) benennt allerdings nicht Psychotherapiemethoden, sondern *akkreditierte Ausbildungsinstitute*, die Therapeuten und Therapeutinnen in den folgenden Methoden ausbilden:

- Bioenergetische Analyse und Therapie
- Biosynthese, somatisch und tiefenpsychologisch fundierte Psychotherapie
- Daseinsanalytische Psychotherapie
- Existenzanalyse und Logotherapie
- Gestalttherapie
- Gruppenanalyse
- Integrative Körperpsychotherapie IBP
- Integrative Therapie mit Schwerpunkt Gestaltpsychotherapie, Psychodrama und integrativer körperorientierter Psychotherapie
- Klientenzentrierte Psychotherapie / Klientenzentrierte Gesprächs- und Körperpsychotherapie GFK (Gespräch-Focusing-Körper)
- Klinische Musik-Psychotherapie
- Körperorientierte Psychotherapie und Beratung OIP
- Körperzentrierte Psychotherapie IKP
- Kunst- und ausdrucksorientierte Psychotherapie (KaP)
- Personenzentrierte Psychotherapie nach Carl Rogers

- Prozessorientierte Psychotherapie IPA – Psychoanalyse
- Psychoanalytische Psychotherapie
- Psychoanalytische und schicksalsanalytische Psychotherapie
- Psychoanalytisch-Systemische Psychotherapie
- Psychodrama
- Psychotherapie nach den Richtlinien von ASP (Assoziation Schweizer Psychotherapeutinnen und Psychotherapeuten), FSP (Föderation Schweizer Psychologinnen und Psychologen), bzw. SBAP (Schweizerischer Berufsverband für Angewandte Psychologie)
- Psychotherapie mit kognitiv-behavioralem und interpersonalem Schwerpunkt
- Psychotherapie mit phasisch-systemischem Schwerpunkt
- Psychothérapie poïétique de l'atelier
- Systemische Psychotherapie
- Systemische Psychotherapie mit kognitiv-behavioralem Schwerpunkt
- Tiefenpsychologische Psychotherapie mit Schwerpunkt in Katathym Imaginativer Psychotherapie KIP
- Transaktionsanalyse
- Verhaltenstherapie / kognitive Verhaltenstherapie / Psychotherapie mit kognitiv-behavioralem Schwerpunkt

**Kosten**

Etwa je ein Drittel aller Therapien werden
- in stationären Einrichtungen bzw. Ambulanzen,
- von Psychotherapeuten in ärztlicher Delegation und
- von Psychotherapeutinnen in selbständiger Praxis

erbracht. Therapien in ärztlichen Praxen bzw. bei den dort arbeitenden Psychotherapeutinnen („delegierte Psychotherapie') werden von der Grundversicherung übernommen, sofern sie der Therapie einer Erkrankung und nicht der Selbstverwirklichung, Selbsterfahrung oder Persönlichkeitsreifung dienen. Wobei erst einmal höchstens 10 Abklärungs- und Therapiesitzungen vorgesehen sind; damit die Krankenkasse die Kosten für weitere 30 Sitzungen trägt, muss der behandelnde Arzt nach 6 bzw. spätestens 9 Sitzungen eine Meldung über die begonnene Behandlung einreichen. Soll die Therapie nach insgesamt 40 Stunden verlängert werden, muss ein begründeter Vorschlag über die Fortsetzung der Therapie eingereicht werden. – Die unterschiedlichen Landessprachen stellen in der Versorgung offenbar kein Problem dar; allerdings gibt es, wie in Deutschland und Österreich auch, eine Unterversorgung, was die Therapieplätze bei voller Kostenübernahme angeht.

Zusatzversicherungen übernehmen ggf. auch Therapien bei Psychotherapeuten in selbständiger Praxis (kantonale Regelung, vgl. oben Abschn. 4.8) bzw. zahlen Zuschüsse dazu. Eine Stunde in einer freien Praxis kostet zwischen 140 und 170 Schweizer Franken.

## 5.8 Resümee

Wie sehr das in der Praxis zur Verfügung stehende Angebot an unterschiedlichen Methoden eine Frage des politischen Willens ist, das lässt sich leicht ablesen, wenn wir in die Nachbarländer schauen. So lautet der Konsens in der Schweiz: „Die Vielfalt der Therapiemethoden wird als Qualitätsmerkmal verstanden, denn die Pluralität der Gesellschaft und die Verschiedenheit der Menschen verlangen eine Auswahl an unterschiedlichen therapeutischen Ansätzen" (Psychotherapie Charta, 1991, S. U4). Während in Deutschland nahezu zwei Drittel der kassenzugelassenen Psychotherapeuten mit ein und derselben Methode praktizieren (61,8 % Verhaltenstherapie; Walendzik et al., 2010, S. 17f.), kommt in Österreich die verbreitetste Methode nur auf ein knappes Fünftel (19,1 % Systemische Familientherapie, gefolgt von 9,5 % Verhaltenstherapie und 8,1 % Klientenzentrierte Psychotherapie; PsyOnline.at, 10.12.2013). Und die ‚European Association for Psychotherapie' kommt in einer offiziellen Stellungnahme zur Situation in Deutschland zu dem Schluss:

> „Die Bandbreite der anerkannten Verfahren (Richtlinienverfahren) ist in wissenschaftlich fragwürdiger Weise sehr eng gehalten. [...] Psychotherapie ist ein eigenständiger wissenschaftlicher Beruf, welcher aus dem Wissensfundus nicht bloss der Psychologie und Medizin zehrt, sondern auch aus anderen Sozial- und Humanwissenschaften. [...] Dies ist in Deutschland bisher durch das HPG [Heilpraktikergesetz] möglich, leider aber kassenrechtlich nicht anerkannt."
>
> (EAP, 2012)

Woran hängt es? Wer ist dafür verantwortlich? Die beiden maßgebenden Institutionen hierfür sind der ‚Gemeinsame Bundesausschuss' (G-BA) und der ‚Wissenschaftliche Beirat Psychotherapie' (WBP): „In Deutschland werden aber solche Entwicklungen durch die Selbstdefinition von WBP und G-BA als eine Art ‚Wahrheitspolizei' behindert." (Kriz, 2009, S. 4) – Nein, insbesondere dieser ‚Gemeinsame Bundesausschuss', in dem sich die Deutsche Krankenhausgesellschaft, die Bundesvereinigung der Kassenärzte und der Spitzenverband der Krankenkassen in Deutschland gegenseitig „blockieren" (Mikich, 2013, S. 88), hat keinen guten Ruf: „Es erhebt sich der Verdacht, dass ein Interessenkonflikt vorliegt" (Strauß et al., 2010, S. 160). Zwischen dem Patientenwohl und – ökonomischen Interessen gar?

Solche Konflikte gibt es im Zuge der Privatisierung im Gesundheitswesen jedenfalls immer mehr: Nachdem das 2004 eingeführte System der ‚Fallpauschalen' in den Krankenhäusern schon nachhaltige Schäden hinterlassen hat (Mikich, 2013), ohne dass es aber die Krankenkassen entlastet hätte, wäre das ja eigentlich eher ein Grund, zum vorherigen System zurückzukehren. Nun wurde dieses System aber im Januar 2013 auch bei den psychiatrischen und psychosomatischen Kliniken eingeführt (‚Psychiatrie-Entgeltgesetz'). Zukünftig werden also nur noch ‚Tagespauschalen' vergütet, die im Laufe der Behandlung rasch sinken. – Noch befinden wir uns in der Einführungsphase. Spätestens wenn die Tagespauschalen ab 2015 verpflichtend durchgesetzt werden, dürfen wir allerdings gespannt sein, worin sich der ökonomische Raubbau dort als Erstes bemerkbar macht.

In psychiatrischen Einrichtungen (Klinik, Reha) ist die methodische Vielfalt interessanterweise entschieden größer als im ambulanten Bereich. Relevant ist der „Methodenstreit" also ausgerechnet dort, wo der Zugang zur Psychotherapie niederschwellig ist und wo in der Regel zuerst Hilfe gesucht wird. Vielleicht wäre es ja effektiver, das Budget den Patienten zu übertragen und nicht den Experten?

Seit 2005 läuft im Kinzigtal im Schwarzwald ein Projekt, innerhalb dessen das Budget jedenfalls näher an den Patienten gerückt ist. Dreh- und Angelpunkt sind die Hausärzte, die verschiedene kostenfreie Präventions-Maßnahmen unbürokratisch verschreiben können. Darunter auch kurzfristige Hilfestellung durch Psychotherapeuten: Während im klassischen Krankenversicherungssystem Notfallsitzungen nicht vorgesehen sind, können im Kinzigtal ‚Kurzinterventionen' über zwei bis sieben Stunden vorgenommen werden – ohne Wartezeiten, ohne umfangreiches Antragsverfahren und ehe sich eine depressive Verstimmung zu einer veritablen Depression ausgewachsen hat. Klinikeinweisungen wegen psychischer Erkrankungen gingen im Kinzigtal innerhalb von fünf Jahren um 2 Prozent zurück, während sie bundesweit in demselben Zeitraum um 22 Prozent angestiegen sind. Die AOK und die Landwirtschaftliche Krankenkasse finanzieren diese Aktivitäten aus den Mitteln, die sie durch das Projekt einsparen (Huber, 2009, und Weymayr, 2011).

Um die Wartezeiten für Kassenpatienten zu verringern, hat die AOK Baden-Württemberg zusammen mit der Bosch-Betriebskrankenkasse und Ärzteverbänden aber jetzt ein ganz anderes Modell auf den Weg gebracht: „Teilnehmende Therapeuten sollen mehr Geld bekommen und dafür akut psychisch Kranke deutlich schneller behandeln" (Südwestpresse, 12.7.2012). – Wenn's nicht hilft: Mehr desselben!

Interessanterweise ist aber auch das definierte Ziel von Psychotherapie in Österreich z. B. von vorneherein weiter gefasst als in Deutschland: Psychotherapeutinnen sollen nicht nur dazu beitragen, Leiden zu heilen oder zu lindern, sondern auch die persönliche „Reifung, Entwicklung und Gesundung" ihrer Klientinnen fördern (BMG, 2012, Berufskodex, S. 4). Wobei emotionale Intelligenz und „implizites Lernen" ja gerade für den therapeutischen Beruf selbst gelten – und wichtiger zu sein scheinen als die angewandte Methode (Revenstorf, 2008).

Wenn es nicht an der Methode liegt, wie unterscheiden wir dann „gute" (also: wirksame) von „weniger guten" Therapeuten? Am ehesten wohl darin, wie sie ihren Klienten begegnen. Können sie sich auf die Welt des Klienten einlassen und ihm in seiner Welt begegnen – oder nicht? (Watzlawick, 1976) Es scheint vor allem die authentische Beziehung, die Begegnung mit dem „wahren Selbst" des Therapeuten zu sein, die heilsam ist (N. Roth, 1986, S. 155).

Nimmt man die Wirksamkeitsforschung ernst, dann muss die Empfehlung unter den gegebenen Umständen lauten:
- Suchen Sie sich eine Methode, die zu Ihnen und Ihren Vorstellungen vom Menschsein passt, denn damit erhöhen Sie die Wahrscheinlichkeit, auf eine Therapeutin zu treffen, die zu Ihnen passt, und erhöhen so den Therapieerfolg.
- Wenn Sie dabei auf eine *nicht anerkannte Methode* stoßen, ist zunächst einmal die Frage zu beantworten, ob Sie (per private oder Zusatzversicherung) die Kosten dennoch erstattet bekommen.
- Falls Nein, ist zu überlegen, ob Sie es sich leisten können, eine Therapie selbst zu bezahlen (nicht zuletzt ersparen Sie sich damit jedenfalls Wartezeiten).
- Wenn auch das nicht in Frage kommt, besteht nur noch die Möglichkeit, eine Therapeutin zu finden, die mit der Kasse abrechnen kann und die Ihre Wahl-Methode womöglich zusätzlich gelernt hat, sodass Sie den Aufwand über das Kostenerstattungsverfahren (Abschn. 5.5) eventuell doch noch erstattet bekommen.

- Falls Sie es sich nicht leisten können, die Therapie selbst zu bezahlen, und auch das Kostenerstattungsverfahren ausscheidet, bleibt Ihnen ersatzweise nur die Wahl eines der Richtlinienverfahren (Abschn. 5.4).
- Wenn Sie von voneherein zu dem Schluss kommen, dass Ihre Lieblingsmethode eines der Richtlinienverfahren ist, umso besser.

Welches also ist die zu Ihnen „passende" Methode? Falls Sie sich nicht eh schon von einer bestimmten Methode angezogen fühlen: Von weiteren Kriterien für die Wahl „Ihrer" Therapie, von der Kontaktaufnahme und auch dem weiteren Verlauf der Therapie handelt das folgende und letzte Kapitel.

# 6. Therapie

> „Ich erkläre mich solidarisch mit den Wünschen meiner Seele."
> André Heller (*1947)

## 6.1 Vielfalt als Chance – die passende Therapieform

Vielfalt hat den Vorteil, dass jeder die Therapie wählen kann, die zu ihm und zur augenblicklichen Situation am besten passt. Auch wenn es manchmal schwerfällt, sich zu entscheiden, sich festzulegen. – Aber auch das ist ja eben bereits ein Teil der Lösung: *eine Entscheidung zu treffen*. Eine Entscheidung für oder gegen eine bestimmte Methode, für oder gegen einen bestimmten Therapeuten. Den „richtigen" Therapeuten zu finden ist Teil des Weges. So wie es ein anderer, bereits zurückliegender Teil Ihres persönlichen Weges war, dass Sie entschieden haben, sich über Psychotherapie näher zu informieren und dieses Buch zu lesen. Und so, wie Sie das Buch jederzeit zur Seite legen können, können Sie sich auch von einem Therapeuten oder einer Therapeutin wieder verabschieden, falls es nicht gepasst hat. Sammeln wir also unseren Mut und schreiten zur nächsten und letzten Etappe auf dem Weg zu *Ihrer* Therapie.

Während bisher vor allem das methodische Vorgehen beleuchtet worden ist, ist es jetzt Zeit, auch einen Blick auf das ‚Setting' zu werfen, innerhalb dessen Psychotherapie stattfindet. Denn die äußere Form der Therapie ist (neben der Frage, ob die Therapie von der Kasse bezahlt wird oder nicht) vermutlich das erste Kriterium, das den weiteren Weg zu Ihrer Therapeutin beeinflusst.

Psychotherapie kann in ganz unterschiedlicher Form stattfinden, als
- Einzeltherapie,
- Gruppentherapie oder
- Paar- oder Familientherapie.

Die Therapie kann außerdem
- *ambulant* (in einer Kassen- oder Privatpraxis, in der Ambulanz einer Ausbildungsstätte für Psychotherapeuten, in einer Klinikambulanz) oder
- *stationär* (in einer psychiatrischen oder psychosomatischen Klinik, entweder als Besucher einer Tagesklinik oder „rund um die Uhr" im Rahmen eines stationären Aufenthalts)

stattfinden. Die Entscheidung hängt zunächst von Ihrer persönlichen Verfassung und den äußeren Umständen ab. Sie hängt aber auch davon ab, in welcher dieser Formen Sie sich wohlfühlen und am besten Ihrem Erleben zuwenden können (nach PsyOnline.at):

In der *Einzeltherapie* steht Ihnen die Psychotherapeutin allein zur Verfügung. Die therapeutische Beziehung ist daher intensiver und die Scheu, Gefühle auszudrücken, vielleicht geringer.

In einer *Gruppentherapie* erhalten Sie nicht nur Rückmeldungen von der Psychotherapeutin, sondern auch von den anderen Teilnehmern. Eine wichtige Voraussetzung dafür ist Ihre grundsätzliche Bereitschaft, sich einem größeren Personenkreis mitzuteilen.

Eine *Paar-* oder *Familientherapie* ist dann sinnvoll, wenn ein Problem nicht von einer Person allein gelöst werden kann, sondern wenn sich auch der Partner oder Familienmitglieder daran beteiligen sollen.

Der Aufenthalt in einer *Tagesklinik* bietet sich an, wenn Sie zwar am Angebot einer psychiatrischen oder psychosomatischen Klinik interessiert sind (z. B. Gruppen- und Einzelpsychotherapie, kombiniert mit medikamentöser Therapie), aber zumindest abends wieder in Ihrem gewohnten Umfeld sein wollen – wobei nicht jede Klinik diese Form anbietet.

Der *stationäre Aufenthalt* in einer psychiatrischen oder psychosomatischen Klinik bedeutet, dass Sie vollkommen abgeschirmt und aus dem gewohnten Umfeld wirklich „raus" sind. Auch das kann ein Vorteil – oder gar eine Notwendigkeit sein.

Durch die Entscheidung, welches Setting das für Sie passende ist, schränkt sich die weitere Auswahl schon einmal ein: In Kliniken z. B. ist eine Kombination aus verschiedenen Therapieformen möglich, die Angebote sind aber, abhängig von der Ausrichtung der Klinik, vorgegeben. (Wobei in diesem Setting einige Methoden mit der Kasse abgerechnet werden können, die Sie bei einer ambulanten Therapie selbst bezahlen müssten.)

Wenn es z. B. eine ambulante Paartherapie sein soll, liegt die systemische Therapie natürlich nahe; aber genauso, wie systemisch arbeitende Therapeuten für die Therapie von Paaren gegebenenfalls eine zusätzliche Ausbildung gemacht haben, können sich auch Therapeuten anderer Methoden in diese Richtung fortbilden und dann entsprechende Kompetenzen anbieten. Häufig wird Paartherapie auch von einem Therapeuten und einer Therapeutin im Team durchgeführt; das Empfinden, jeweils einen eigenen „Fürsprecher" zu haben, kann die Gesprächssituation mitunter deutlich entlasten.

Methodisch ähnlich vielfältig, aber regional sehr unterschiedlich sind die Angebote für Gruppentherapien; während in Ballungsräumen und Großstädten reiche Möglichkeiten bestehen, müssen auf dem Land unter Umständen weite Wege in Kauf genommen werden.

Bei der ambulanten Einzeltherapie ist die Auswahl an Therapeuten grundsätzlich am größten. Je nachdem, ob Sie darauf angewiesen sind, einen Therapieplatz in einer Kassenpraxis zu finden, oder ob auch eine Privatpraxis in Frage kommt, scheidet allerdings von vorneherein ein Großteil der Methoden aus (vgl. Abschn. 5.4).

## 6.2 Vielfalt als Chance – die passende Therapiemethode

Die therapeutische Haltung wird vom jeweiligen „Menschenbild" bestimmt (Jaeggi, 2012) und davon, welches Verständnis wir „von der Persönlichkeitsstruktur des Menschen und von der Entstehung psychischer Störungen" haben (PsyOnline.at). Sie spiegelt sich unmittelbar in der Art und Weise, in der sich der Therapeut auf den Klienten einlässt (in ‚Resonanz' geht) oder abgrenzt („professionelle Distanz"), kurz: wie er mit Ihnen umgeht.

Um die zu Ihnen passende Therapiemethode herauszufinden (falls Sie sich nicht eh schon entschieden haben), ist es nützlich, sich noch einmal das Menschenbild zu vergegenwärtigen, das hinter den Methoden steht. Wie gesagt, kommt es zwar auch zu Überschneidungen, aber in groben Zügen lassen sich die Methoden doch in vier Verfahren gliedern, hinter denen jeweils eine unterschiedliche Haltung sichtbar wird.

Dieser Gruppierung zufolge (vgl. Abschn. 2.18) haben wir:
- *psychodynamische Methoden,*
- *behaviorale Methoden,*
- *humanistische Methoden* und
- *die systemische Methode.*

(*Künstlerische Methoden* lassen sich bezüglich der Haltung nicht allgemein einer bestimmten Richtung zuordnen; sie können, abhängig von ihrer Herkunft, auf den Grundlagen jedes der vier genannten Verfahren aufbauen.)

## Psychodynamische Methoden

Zur psychodynamischen Orientierung gehört die Anschauung, dass unser Verhalten zu einem großen Teil durch *unbewusste Impulse* bestimmt wird und dass es vor allem *innere Konflikte* sind, die zu dem entsprechenden Leiden geführt haben. Auch wenn es sich nicht zwingend daraus ergibt: Damit einher geht die *tiefenpsychologische* Annahme, dass unser heutiges Verhalten stark von frühkindlichen und kindlichen Erfahrungen geprägt ist. Dementsprechend wird dem *Unterbewusstsein* und der *Biographie* des Klienten eine größere Bedeutung beigemessen als in anderen Verfahren. Damit, die Vergangenheit zu ergründen, ist es aber nicht getan (genauso wenig, wie es ausreichend wäre, der Vergangenheit die Schuld an den heutigen Umständen zu geben und es dabei zu belassen), denn es geht ja darum, das eigene Verhalten zu verändern. Wie das wiederum therapeutisch zu bewerkstelligen ist, darüber gehen die Meinungen dann auch innerhalb der tiefenpsychologisch orientierten Methoden deutlich auseinander.

## Behaviorale Methoden

Die unter dem Begriff Verhaltenstherapie versammelten Methoden zeichnen sich dadurch aus, dass vor allem das *Verhalten* und *Handeln* der Klientin im Zentrum stehen, das als maßgeblich für das Leiden identifiziert worden ist. Durch die direktiven Rückmeldungen des Therapeuten soll *problematisches Verhalten erkannt* und durch gezielte Übungen *erwünschtes Verhalten erlernt* werden. Die Therapie bezieht sich dabei vorwiegend auf die Einsicht und den Verstand, um ein besseres Problemlösungsverhalten zu erreichen.

Gerade die Verhaltenstherapie integriert häufig Bestandteile anderer Methoden in ihr Repertoire, wobei es in der Praxis, aufgrund der behavioristischen Grundhaltung, zu Unterschieden kommen kann: Hypnotherapeutische Techniken können sich dadurch auszeichnen, dass der Therapeut sich ganz auf die Welt der Klientin einlässt – sie können aber auch direktiv eingesetzt werden (also aus der Welt des Therapeuten stammend); Achtsamkeitsübungen können vor dem Hintergrund des zugrundeliegenden ganzheitlichen Menschenbilds stehen, aus dem sie sich entwickelt haben – aber auch als Entspannungstechniken angeboten werden. Bei gleicher Benennung mögen der Inhalt und die Wirkweise dieser Techniken also recht unterschiedlich sein, abhängig davon, vor welchem Hintergrund sie eingesetzt werden. Wenn Sie eine bewusste Wahl treffen, können solche Techniken im einen wie im anderen Fall eine Hilfe für Sie sein.

## Humanistische Methoden

Das Menschenbild, das den humanistischen Methoden zugrunde liegt, ist dadurch gekennzeichnet, dass sowohl eine Tendenz zur *Selbstverwirklichung* als auch das Potenzial dazu grundsätzlich angenommen werden. Diese Anschauung ist damit verbunden, auf eine wachsende Fähigkeit zur *Selbstverantwortung* hinzuarbeiten; die Therapeutin gibt also nach eigenem Selbstverständnis eher Anstöße, als dass sie diese Veränderung „von außen bewirkt". Wie wir in der Welt sind, das Hier und Jetzt der *Gefühle* sowie die *persönliche Entwicklung* der Klientin stehen im Vordergrund des therapeutischen Prozesses.

## Systemische Methode

Mit der systemischen Auffassung ist verbunden, den Menschen vor allem in seinen vielfältigen Bezügen zu seiner Umgebung, in seinen *Beziehungen zu anderen Menschen* zu sehen. Da die Selbstwahrnehmung und das *Selbstwertgefühl* des Einzelnen stark von diesen Kontakten geprägt sind, werden vor allem eventuell krankmachende Aspekte von Beziehungen und die *Kommunikation* der dabei Beteiligten in den Blick genommen. Dadurch ist die Therapie weniger auf das Leiden selbst fokussiert, sondern vor allem lösungsorientiert.

Vielleicht fühlen Sie sich von dem einen Verfahren mehr angezogen, und ein anderes mag Ihnen eher „fremd" erscheinen – im Zweifel geht es den praktizierenden Therapeuten ganz genauso. Und wenn Sie hinsichtlich der jeweiligen grundlegenden Haltung mit Ihrem Therapeuten übereinstimmen, befördert das die therapeutische Beziehung und damit den Therapieerfolg.

## 6.3 Weitere Kriterien, die eine Rolle spielen

Auch wenn ich persönlich mich von der einen Methode mehr und von der anderen weniger angezogen fühle, bin ich davon überzeugt, dass die *vertrauensvolle Beziehung* wichtiger ist als bestimmte Schulbuch-Merkmale einer Methode. Deswegen möchte ich auf ein paar Kriterien hinweisen, die einen grundlegenden Einfluss auf die therapeutische Beziehung haben, oder darauf, wie sich das therapeutische Vorgehen gestaltet.

## Gewaltfreiheit

Mit „Gewalt" verbinden wir in der Regel körperliche Gewalt (das wäre ohnehin ein absolutes Ausschlusskriterium). Es geht aber bei der Gewaltfreiheit gerade um subtilere Formen von Gewalt, die wir aus dem Alltag geradezu gewohnt sind und die wir deswegen oft nicht erkennen, wenn sie uns begegnen. Denn auch mit Gesten oder Worten kann Gewalt ausgeübt werden. Sätze wie: „Wie konnten Sie nur ...?!" oder „Also, ich an Ihrer Stelle würde ...", drücken *mehr* die eigene Anschauung der Therapeutin aus und *weniger* das Ein- und Mitfühlen mit der Klientin. Nach den feinsinnigen Kriterien der Gewaltfreiheit ist eben auch das: Gewalt.

Auch die Konfrontation mit Wahrheiten (beziehungsweise dessen, was die Therapeutin für wahr hält) kann gewaltsam sein. Gewaltfreiheit heißt auch und gerade, die Widerstände und die Grenzen der Klientin zu akzeptieren, sie ernst zu nehmen und nicht zu versuchen, sie zu brechen („Die Klientin bestimmt das Maß!"). Im Gegenteil: Die Therapeutin kann diese Widerstände nutzen und der Klientin dadurch helfen, sich ihrer tieferen Überzeugungen bewusst zu werden (M. Erickson spricht dabei von ‚Verwendung'). Nicht ständig um den eigenen Standpunkt kämpfen und sich rechtfertigen zu müssen, schafft Vertrauen und unterstützt es, sich dem anderen zu öffnen – jedenfalls dann, wenn der Therapeut es ernst meint und authentisch ist. (Auf den ersten Blick besteht eine gewisse Nähe zur ‚Gewaltfreien Kommunikation' (‚GfK') nach M. B. Rosenberg; allerdings ist die GfK ein Kommunikationsstil und keine Psychotherapiemethode.)

Gewaltfreiheit bedeutet, die Klientin und ihre Sicht auf die Welt zu akzeptieren (was nicht dasselbe ist, wie ihrer Meinung zu sein). Die eigene Weltsicht vorauszusetzen bedeutet dagegen oft, der Klientin die eigene und genauso subjektive Sicht überzustülpen. Im therapeutischen Prozess heißt das im schlimmsten Fall: „Akzeptierst du meine Sicht, dann bist du geheilt; akzeptierst du sie nicht, liegt es an deinem inneren Widerstand gegen die Gesundung."

Auch wenn die Übergänge fließend sind, konsequenterweise schließt Gewaltfreiheit umgekehrt direkte Ratschläge und Ansagen aus. Wenn Sie sich also wünschen, dass Ihnen jemand auch mal „sagt, wo's lang geht", dann kann das in Ihrem Fall durchaus gegen eine gewaltfreie Methode sprechen und für eine andere, die mehr direktiv ist. – Nehmen Sie das einfach als ein mögliches Kriterium, um für sich eine Entscheidung zu treffen. Das ist ja das Schöne: Sie haben die Wahl!

## Erfahrungsorientiertes Vorgehen

Ein Merkmal, dem bezüglich der Wirksamkeit der Therapie möglicherweise besondere Bedeutung zukommt, ist das *erfahrungsorientierte* Vorgehen (vgl. Abschn. 3.9). Der Zugang zur Erfahrung fällt natürlich leichter, wenn Sie offen sein können für „spielerisches Ausprobieren", wenn Sie womöglich sogar Lust darauf haben. (Und wenn nicht: auch das kann man lernen.) In vielen Methoden gibt es erfahrungsorientierte Elemente (z. B. Rollenspiel), manche Methoden sind gar grundsätzlich daran orientiert, Erfahrung zu schaffen.

Wer sich sicherer fühlt, wenn der therapeutische Prozess eher auf der Verstandes-Ebene abläuft, der ist vielleicht mit anderen Methoden besser beraten. Auch hier gilt: Nehmen Sie es einfach als ein weiteres Kriterium, um Ihre persönliche Vorliebe kennenzulernen.

## Traumatherapie

Bevor die Therapie aufgenommen wird, ist nur selten so ganz klar, ob bzw. dass es sich um eine regelrechte Traumatisierung als Auslöser für ein Leiden handelt (vgl. Abschn. 3.5). Falls Sie aber die Ahnung oder das Wissen darum begleitet, dass es um die Therapie eines Traumas geht, ist dringend empfehlenswert, sich an eine Therapeutin zu wenden, die sich damit auskennt und entsprechende Techniken gelernt hat.

Die wenigsten Methoden beinhalten von vornherein auch Techniken, die sich auf die Arbeit mit einem Trauma beziehen. Das Hintergrundwissen ist in jedem Fall so reichhaltig, dass es für nahezu jede Methode und auch methodenübergreifend eigene Fortbildungen gibt, in denen Therapeuten sich diese Kompetenzen zusätzlich aneignen können. In der Regel werden solche Zusatzausbildungen dann auf Praxisschildern oder auf der Website auch ausdrücklich genannt.

Darüber hinaus scheint es insbesondere bei Traumatisierung einen Unterschied zu machen, ob die Körpererfahrung mit einbezogen wird oder nicht:

> „Nichts von dem, was wir erleben, einschließlich traumatischer Ereignisse, wirkt sich nur auf eine einzige der Informationsverarbeitungsebenen aus. Deshalb würde auch die sensumotorische [körperliche] Verarbeitung allein nicht ausreichen; die Integration aller drei Verarbeitungsebenen – der sensumotorischen, der emotionalen und der kognitiven – ist für die Genesung von einem Trauma unverzichtbar."
>
> (Ogden, Minton & Pain, 2010, S. 400)

Wenn Sie feststellen, dass Ihnen bestimmte Kriterien wichtig sind, finden Sie vielleicht entsprechende Stichworte bei der einen oder anderen Methode wieder. Prüfen Sie gegebenenfalls, ob das, was Ihnen wichtig ist, mit der Methode *vereinbar* ist. Da jede Methode mehr oder weniger scharfe Grenzen hat, welches Vorgehen mit ihren Grundlagen in Übereinstimmung ist, scheiden demzufolge die einen Methoden für Sie eher aus und kommen andere für Sie eher in Betracht.

Bei all den genannten Kriterien ist allerdings nicht zu vergessen, dass es kaum eine Therapeutin geben wird, die ausschließlich und exakt nach der von ihr erlernten Methode arbeitet. Intuition und Kreativität brauchen Raum. So vielfältig die Lebenswege der Klienten sind, so vielfältig sind auch die Abneigungen und Vorlieben der Therapeutinnen. Jede legt die eigene Methode ein wenig anders aus und so manche arbeitet zusätzlich mit Techniken aus ganz anderen Methoden. – Sprechen Sie die Punkte, die Ihnen wichtig sind, bei der Kontaktaufnahme oder in den ersten Stunden der Therapie an und lernen Sie so die persönliche Haltung *Ihrer* Therapeutin kennen, um zu sehen, wie Sie zusammenpassen.

## 6.4 Auswahl und Kontaktaufnahme

Wenn Sie eine Vorliebe für eine bestimmte psychotherapeutische Methode haben, ist es am einfachsten, erst einmal anhand dieses Merkmals die Auswahl in Frage kommender Therapeuten einzugrenzen. Die meisten Ausbildungsinstitute bieten den entsprechend ausgebildeten Therapeutinnen und Therapeuten an, sich für genau solche Anfragen auf ein dort geführtes Verzeichnis setzen zu lassen. Wenn Sie sich mit Computer und Internet auskennen, können Sie also z. B. auf den Internetseiten von Instituten nachsehen, die diese Ausbildung anbieten; genauso gut können Sie dort aber auch anrufen.

Je nachdem, was für Auswahlmöglichkeiten Sie haben, können auch die folgenden Kriterien noch Bedeutung haben:
- Wollen Sie die Psychotherapie lieber mit einer Psychotherapeutin oder mit einem Psychotherapeuten machen? Wenn Sie sich vorstellen, wie Sie jemandem von sich und Ihren Problemen erzählen, mag es für Sie einen Unterschied machen. (Und wenn es für Sie keinen Unterschied macht, dann ist es auch gut.)
- Ist Ihnen das Alter der Psychotherapeutin bzw. des Psychotherapeuten wichtig? Vielleicht haben Sie den Wunsch, Ihnen sollte eine „reifere"

Person gegenübersitzen, vielleicht wünschen Sie sich auch eher jemand Gleichaltrigen (oder Jüngeren)?
- Soll die Psychotherapeutin bzw. der Psychotherapeut auf ein bestimmtes Problem spezialisiert sein (z. B. Paarprobleme, Ängste, Zwänge, Psychosomatik, Traumatisierung usf.)?
- Wo wollen Sie die Psychotherapie durchführen? Eher in der Nähe Ihres Wohnortes / Ihres Arbeitsplatzes oder vielleicht auch gerade dort nicht?

Fragen Sie Freunde und Bekannte, denen Sie vertrauen, ob sie Ihnen jemanden empfehlen können; Sie werden überrascht sein, wer aus Ihrem Bekanntenkreis schon alles eine Therapie hinter sich hat! Fragen Sie Ihren Hausarzt, die Frauenärztin (oder warum als Mann nicht auch Ihren Urologen). – Und hören Sie rechtzeitig auf, Adressen in Erfahrung zu bringen, ehe Sie ein Zuviel an Informationen haben, sodass Sie sich nicht mehr entscheiden können, bei wem Sie zuerst anrufen wollen.

Falls dieser erste Schritt, auf einen Therapeuten zuzugehen, für Sie schwierig ist, falls es Scham auslöst, sich mit Ihrem Problem, welches auch immer es sein mag, überhaupt jemandem anzuvertrauen – damit sind Sie nicht allein. Und mit der Situation, dass es schwierig ist, sich einem völlig fremden Menschen gegenüber zu öffnen, damit ist wiederum Ihr Gegenüber vertraut, und er wird bemüht sein, es Ihnen so leicht wie möglich zu machen.

Vermutlich wird der erste Kontakt telefonisch stattfinden. Mit etwas Glück haben Sie Ihre Therapeutin am Telefon, wenn Sie anrufen. Weitaus wahrscheinlicher ist aber, dass Sie auf einem Anrufbeantworter landen und eine „Bitte um Rückruf" hinterlassen müssen; schließlich wollen Sie ja später auch nicht, dass die Therapeutin mitten in Ihrer Stunde aufspringt und Sie sitzen lässt, um ans Telefon zu gehen.

Wenn Sie dann persönlich miteinander sprechen, wird die Therapeutin vielleicht jetzt schon fragen, welche Umstände Sie zu ihr führen und „wo der Schuh drückt"; vielleicht auch, ob Sie deswegen schon woanders waren und wie lange Sie darunter leiden.

Umgekehrt ist das die Gelegenheit, Ihrerseits die ersten Fragen beantwortet zu bekommen. Falls Sie die entsprechenden Informationen nicht eh schon haben, können relevante Fragen z. B. sein:
- ob die Therapeutin mit der Krankenkasse abrechnen kann,
- mit welcher Methode sie arbeitet,
- ob sie spezielle Interessensgebiete hat (z. B. Paartherapie, Traumatherapie) oder
- ob sie Erfahrung in der Therapie speziell Ihrer Problematik hat.

Wenn Sie sich willkommen fühlen und wenn Sie interessiert sind, erkundigen Sie sich, wann Sie einen Termin für ein Erstgespräch bekommen können. Fragen Sie auch, ob Sie danach gleich weitermachen können oder ob eine Wartezeit besteht, bis sie einen festen Platz bekommen. (Oftmals ist es aber auch möglich, die Wartezeit auf einen festen Platz mit Einzelstunden zu überbrücken.) Wenn Sie keinen Termin bekommen und trotzdem interessiert sind: Fragen Sie, ob es eine Warteliste gibt oder ob Sie sich stattdessen in regelmäßigen Abständen wieder melden sollten.

Falls Sie professionelle Hilfe brauchen, ist vollkommen egal, wo Sie den Anfang machen, nur: Machen Sie den Anfang. Es gibt Hilfe!

**Wartezeit / Notfälle**

Sofern Sie Wartezeiten überbrücken müssen und es zu einer akuten Krise kommt, gibt es verschiedene Anlaufstellen, bei denen Sie sich Hilfe holen können:
- Telefonseelsorge,
- Selbsthilfegruppen,
- sozialpsychiatrischer Dienst / regionaler Krisendienst (häufig beim Gesundheitsamt angesiedelt),
- psychosoziale Beratungsstellen (wie z. B. Caritas, pro familia),
- psychiatrische oder psychosomatische Klinik.

## 6.5 Erstgespräch und probatorische Sitzungen

Eine therapeutische Beziehung hat mit Vertrauen zu tun, die Chemie zwischen Ihnen beiden sollte schon stimmen. Das weiß auch Ihr Therapeut, wenn sie zur ersten Stunde kommen. So ist es durchaus üblich, sich eine oder mehrere Stunden lang gegenseitig zu „beschnuppern" (‚probatorische Sitzungen'), ehe dann gemeinsam die Entscheidung getroffen wird: passt es oder passt es nicht. Wird die Therapie von der Krankenkasse übernommen, stehen dafür bis zu fünf Stunden zur Verfügung (bei Psychoanalyse bis zu acht). Falls Sie selbst zahlen: Bitte haben Sie Verständnis, dass auch diese Schnupperstunden in der Regel ganz normal zu bezahlen sind, denn für Ihr Gegenüber ist auch das: Arbeitszeit.

Vermutlich wird die Kennenlernphase mit der Frage eröffnet: „Was führt Sie zu mir?" Das bietet die Gelegenheit, Ihr persönliches Anliegen, Ihr Problem oder Ihr Leiden zu schildern, und auch, was Sie bisher unternommen haben, um damit zurechtzukommen. (Nehmen Sie Medikamente? Waren Sie deswegen schon woanders in Behandlung?) Auch Fragen, die Sie sich in dem Zusammenhang gestellt haben, können jetzt gut ausgetauscht werden (z. B. ob andere Effekte, die Sie an sich bemerkt haben, mit diesem Problem eventuell in Zusammenhang stehen; was und wie viel man da tun kann; was ein realistisches Therapieziel sein kann usf.). Und dann natürlich Fragen, die das therapeutische Vorgehen selbst betreffen (wie eine Sitzung typischerweise abläuft; was Sie gegebenenfalls tun können, um den Prozess außerhalb der Stunden zu unterstützen usf.).

Für beide Seiten ist es wichtig, jetzt schon die „Spielregeln" zu klären:
- die Dauer einer Sitzung,
- die Häufigkeit der Sitzungen (und: ob das bei Bedarf auch häufiger bzw. seltener sein kann),
- eine eventuell bevorstehende längere Abwesenheit/Urlaub,
- die Erreichbarkeit im Notfall,
- ggf. die Wartezeit auf einen festen Therapieplatz,
- die Absageregelung (innerhalb welcher Frist Sie vereinbarte Termine absagen können und wann Sie nicht wahrgenommene Stunden trotzdem bezahlen müssen) sowie

bei Kassenabrechnung:
- was bezüglich des Antrags auf Kostenübernahme durch die Krankenkasse noch zu tun ist (z. B. ärztliche Untersuchung),

bei Selbstzahlern:
- die Höhe des Honorars (70–120 Euro sind üblich; Paartherapie wird häufig im Rahmen von Doppelstunden durchgeführt, manchmal auch mit zwei Therapeuten, und ist dann jeweils entsprechend teurer),
- die Zahlungsweise (Bezahlung vor/nach jeder Stunde oder nach einem bestimmten Zeitraum).

Indem diese gegenseitigen Fragen geklärt worden sind, dürfte sich Ihre erste Stunde jetzt schon dem Ende nähern. Sie können jetzt aufatmen – oder besser noch: vergessen Sie das Atmen auch zwischendurch schon nicht.

Damit kommen wir zum nächsten Punkt: Sind Sie sich sympathisch? Können Sie sich vorstellen, zu diesem Menschen eine vertrauensvolle Beziehung aufzubauen? Wollen Sie eine weitere Stunde vereinbaren? – Falls nicht: Es ist absolut nichts dabei, wenn Sie nicht gleich die erste Therapeutin sympathisch finden. Dass Sie eine bewusste Wahl treffen, sollte respektiert, wenn nicht gewürdigt werden. Wenn Sie sich unsicher sind: Probieren Sie mehrere Adressen aus. Da der Erfolg einer Therapie maßgeblich von der Beziehung abhängt, *sollten Sie sich dort niederlassen, wo Sie sich gut aufgehoben fühlen.* Damit Sie nicht überrascht sind, falls es zur Sprache kommt: Auch die Therapeutin hat nicht nur das Recht, sondern mehr noch die Pflicht, sich bewusst zu entscheiden, ob sie eine therapeutische Beziehung mit Ihnen aufnehmen möchte – oder nicht. Es geschieht zwar eher selten, aber falls Sie jemals ein Nein hören: Es liegt nicht an Ihnen oder Ihrer „Störung"; im Zweifel passt einfach das Interessensgebiet nicht und Sie können dankbar sein, das jetzt zu erfahren und nicht erst in einem Jahr, wenn die Therapie nichts gebracht hat.

Was das Sich-Anvertrauen angeht: Psychotherapeuten unterliegen der *Schweigepflicht* (wie Ärzte auch), sodass es sich von selbst versteht, dass nichts von dem, was innerhalb der Therapie zur Sprache kommt oder vor sich geht, nach außen dringt. Therapeuten sind allerdings verpflichtet, die Therapie und ihren Verlauf schriftlich zu dokumentieren (wie Ärzte auch). Wobei Sitzungen natürlich nicht aufgezeichnet werden dürfen (z. B. mittels Kamera oder Tonband), jedenfalls nicht, wenn Sie nicht zustimmen. Manche Therapeuten bieten derartige Aufzeichnungen an, damit Sie sich zu einem späteren Zeitpunkt vergegenwärtigen können, wie der Ablauf einer Stunde war. Auch zu Supervisionszwecken mag es vorkommen, dass sie deswegen gefragt werden. (Letztlich kann der kollegiale Austausch nur zum Vorteil für Ihre eigene Therapie sein; innerhalb der Supervision gilt natürlich wiederum Vertraulichkeit). Sie sollten sich die Antwort aber gut überlegen und nur zusagen, wenn Sie das auch wirklich selbst wollen.

Jetzt können Sie erst mal eine weitere Stunde vereinbaren und zu einem späteren Zeitpunkt gemeinsam eine Entscheidung treffen; wenn Sie bereits fest entschlossen sind, können Sie auch sofort eine Entscheidung treffen; Sie können aber auch eine Bedenkzeit vereinbaren und einfach nochmal darüber schlafen. Nur: Falls Sie in dieser Zeit noch mit anderen Therapeuten Erstgespräche führen wollen, sollten Sie es offen ansprechen.

*„Da es in der Psychotherapie um ein Sich-Einlassen geht, sollte man nie gleichzeitig bei mehreren TherapeutInnen in Einzeltherapie sein. (Eine Ausnahme stellt die Kombination von Einzel- und Gruppentherapie oder Einzel- und Paar- oder Familientherapie dar. In Absprache mit den beteiligten PsychotherapeutInnen können die genannten Kombinationen einander sinnvoll ergänzen.)"*

(ÖBVP, 2009)

Wie auch immer Sie sich entscheiden: Psychotherapie ist freiwillig. Wenn Sie die Therapie in dieser Praxis fortführen wollen, können Sie diese Entscheidung „jederzeit rückgängig machen, wenn Sie glauben, sich getäuscht zu haben. Es ist aber besser, wenn dies nicht im Alleingang geschieht, sondern in Absprache mit der/m PsychotherapeutIn, um eventuelle Missverständnisse aufklären zu können" (ÖBVP, 2009).

## 6.6 Im Verlauf der Therapie – beabsichtigte und unbeabsichtigte Nebenwirkungen

Der Psychotherapeut ist wie der Arzt aufgerufen, zu heilen und vor allem aber: nicht zu schaden. In diesem Sinn lohnt es sich auch bei Psychotherapie, ganz abgesehen von der zeitlichen und finanziellen Belastung, über Wirkungen und Nebenwirkungen zu sprechen. Zunächst einmal also der kurzgefasste *Beipackzettel für den Gebrauch von Psychotherapie:*

> *„Psychotherapie kann kurativ (heilend), palliativ (lindernd), gesundheitsfördernd, präventiv (vorbeugend) und persönlichkeitsentwickelnd wirken. Belegte Wirkfaktoren sind therapeutische Beziehung, einfühlendes Verstehen, emotionale Annahme und Stütze durch den/die PsychotherapeutIn.*
> *Darüber hinaus wirkt Psychotherapie durch die Förderung des emotionalen Ausdrucks, die Förderung von Einsichts- und Sinneserleben, die Förderung kommunikativer Kompetenz und Beziehungsfähigkeit, die Förderung der Bewusstheit, Selbstregulation, die Förderung von Lernmöglichkeiten, Lernprozessen und Interessen, ebenso durch die Förderung kreativer Erlebnismöglichkeiten sowie die Erarbeitung von positiven Zukunftsperspektiven. Sehr entscheidend sind auch die Förderung eines positiven, persönlichen Wertebezuges sowie die Förderung tragfähiger sozialer Netzwerke und Erfahrungen der Zusammengehörigkeit."*
>
> (Donau-Universität Krems, 2012)

So weit so gut, aber schauen wir uns das doch ruhig etwas genauer an: In welcher Form kommen die oben geschilderten Wirkungen von Psychotherapie überhaupt zustande?

Der therapeutische Prozess selbst hat eine typische Struktur, die grundsätzlich mehr oder weniger immer nach demselben Schema abläuft:
- Einsicht (kognitiv) und/oder Nachholen fehlenden Erlebens (Erfahrung),
- Umstrukturierung,

- veränderte Wahrnehmung nach außen *und* innen (verändertes ‚Selbstkonzept'),
- verändertes Erleben / Handeln.

Je nachdem, aufgrund welchen Leidens und mit welchem Ziel wir Psychotherapie betreiben, läuft dieser Zyklus allerdings gleich mehrfach und vor allem: nicht übersichtlich strukturiert und nacheinander, sondern sich gegenseitig überlappend ab. Während wir also hinsichtlich des einen Aspekts schon auf einem guten Weg sind und das Empfinden haben, Land unter den Füßen zu gewinnen, tritt vielleicht eine andere Seite der Störung gerade erst ins Licht und scheint zu untergraben, was wir eben erst erreicht haben. Der Prozess ist häufig vielschichtig und die einzelnen Phasen können auf unterschiedlichen Ebenen gleichzeitig nebeneinander ablaufen.

Wandel und Entwicklung bringen *Veränderung* mit sich, und letztlich suchen wir ja genau dafür eine Therapeutin auf: damit sich etwas ändert. Es ist aber gut möglich, ja sogar wahrscheinlich, dass eine nachhaltige Lösung Ihres Problems zu Veränderungen auch an anderen Stellen führt, auf die Sie vielleicht gar nicht gefasst waren. So können Konflikte in Beziehungen auftreten, von denen Sie vielleicht dachten, sie lägen von der ursprünglichen Problematik weit entfernt (sei es der Partner, die Eltern, jemand im privaten Umfeld oder berufliche Kontakte). Und vermutlich wird nicht jeder in Ihrer Umgebung Verständnis für Ihre persönliche Veränderung aufbringen – genauso wenig wie es Ihnen immer gelingen wird, Ihre jeweiligen Gefühle angemessen zum Ausdruck zu bringen. (Sich im Anschluss an eine ereignisreiche Therapiestunde, nach Möglichkeit, erst einmal einen Spaziergang oder eine Ruhepause zu gönnen, kann helfen, um das Erlebte zu verdauen und einen sanften Übergang von der einen in die andere Welt zu schaffen.)

Falls Sie in einer festen Partnerschaft sind und eine Therapie aufnehmen wollen: Gar nicht selten trägt der Partner die Befürchtung, dass „am Ende einer jeden Therapie die Trennung steht" (und will deswegen vielleicht, dass Sie die Therapie lieber gar nicht erst aufnehmen). Auch wenn es natürlich nicht der Wahrheit entspricht, dass eine Therapie „automatisch" das Ende der Beziehung bedeutet, ist diese Angst trotzdem ernst zu nehmen. Denn es gehört zu den *möglichen* Ausgängen Ihrer Entwicklung, dass es zur Trennung kommt. Genauso wie es umgekehrt sein kann, dass die Beziehung ohne Hilfe von außen an der Belastung zerbricht. – Falls es auseinandergeht, gehört unter Umständen viel Mut oder viel Verzweiflung dazu, zu akzeptieren, dass nicht nur der Fortbestand, sondern auch das Loslassen von Bindungen ein Fortschritt sein kann. Schließlich sollte

Psychotherapie langfristig „soziale Kontakte fördern und nicht belasten" (Donau-Universität Krems, 2012).

Eine Therapie verläuft oftmals in Sprüngen und nicht kontinuierlich. Niemand kann absehen, wann es zu solchen Entwicklungssprüngen kommt, auch der Therapeut nicht. Krisen und Rückfälle können, wie Erfolgserlebnisse auch, Anzeichen dafür sein, dass etwas im Begriff ist, sich zu verändern. Im Verlauf der Therapie kann es zu zeitweisen Verschlechterungen des Befindens kommen, die in diesem Sinn Teil der persönlichen Entwicklung sind. Insbesondere wenn zu irgendeinem Zeitpunkt so etwas wie „das ganze Ausmaß der Misere" zu Tage tritt, fühlt sich das naturgemäß alles andere als gut an.

In einer Umfrage unter knapp 3.000 Klienten zu ihren Erfahrungen in der Therapie berichteten 46 Prozent der Teilnehmer und Teilnehmerinnen von einer Belastung durch die Beschäftigung mit unangenehmen Themen; 39 Prozent waren damit konfrontiert, dass während der Therapie neue Probleme auftauchten. – Andererseits empfanden vor Beginn der Therapie 77 Prozent der Klienten ihr Leiden als „groß" oder sogar „sehr groß"; nach Abschluss der Therapie waren es nur noch 13 Prozent (Stiftung Warentest, 2011). Die Mühe scheint sich also, überwiegend jedenfalls, zu lohnen.

Falls Sie unzufrieden sind mit dem Verlauf der Therapie, wenn Sie skeptisch sind, ob sich denn überhaupt etwas ändert (oder nur verschlechtert), oder wenn Sie eine Bemerkung der Therapeutin gekränkt hat, sollten Sie das in der Therapie ansprechen. Therapie ist immer auch eine ‚modellhafte Beziehung', und die Abstimmung Ihres Erlebens mit dem Ihres Gegenübers kann ein wichtiger Bestandteil Ihres therapeutischen Prozesses sein.

Verstärkt nimmt sich die Wirksamkeitsforschung auch des Themas der „unerwünschten Nebenwirkungen" an. Auf den ersten Blick scheinen die Ergebnisse ähnlich diffus wie bei den erwünschten Wirkungen; in der Tendenz lässt sich aber sagen, dass die beste Versicherung gegen unerwünschte Nebenwirkungen der gute, vertrauensvolle Kontakt zum Therapeuten ist (Strauß, 2010). Zweifel am Sinn der Therapie zu haben, kommt phasenweise einfach vor. Frühzeitiges Ansprechen von Zweifeln, Begleitproblemen oder einer Verschlechterung hilft! (Voderholzer et al., 2012)

Wenn sich unerwünschte Wirkungen einstellen und/oder keine Veränderungen in Richtung der gestellten Therapieziele eintreten, ist Folgendes zu empfehlen (nach: Donau-Universität Krems, 2012):

- Besprechen Sie die Problematik mit der Psychotherapeutin. Wenn keine zufriedenstellende Reaktion von Seiten der Therapeutin erfolgt:
- Besprechen Sie die Problematik mit anderen fachlich kompetenten Personen (z. B. mit Ihrem Hausarzt oder mit der Therapeutin einer Beratungsstelle);
- eventuell sollten Sie auch eine nochmalige/zusätzliche medizinische Abklärung vornehmen lassen;
- einen Psychotherapeutenwechsel in Betracht ziehen.

Wenn alle Bedenken ausgesprochen sind und sich dennoch das Gefühl verdichtet, „schon wieder nicht verstanden zu werden", auch vom Therapeuten nicht – dann kann es an der Zeit sein, einen Wechsel vorzunehmen. Zwar gibt es Störungsbilder, zu deren Eigenart es, sehr zum Leidwesen der Betroffenen, geradezu gehört, „sich von anderen nicht verstanden zu fühlen". Es ist aber durchaus zu fragen, ob eine Psychotherapie, in der man sich nicht verstanden fühlt, denn überhaupt (also auch: in diesem speziellen Fall) Erfolg haben kann.

Falls die Therapie von der Krankenkasse bezahlt wird, sollten Sie mit der dort für Sie zuständigen Sachbearbeiterin klären, ob die noch nicht genommenen Stunden bei einem anderen Therapeuten genommen werden können oder ob ein neuer Antrag zu stellen ist.

## 6.7 Ein Wort zu: Missbrauch in der Therapie

Hier reden wir definitiv nicht mehr von „Nebenwirkungen", sondern vom „GAU", dem größten denkbaren Unglück, das im Zusammenhang mit Psychotherapie passieren kann. – Wo ich doch Mut machen will, bei Bedarf eine Therapie aufzunehmen, ist es schwer, über Missbrauch in der Psychotherapie zu sprechen und möglicherweise zu einer Verunsicherung noch beizutragen. Aber eben weil es um ernstzunehmende Ängste geht, ist es nötig, *auch* darüber zu reden. Missbrauch ist zwar selten, kommt aber vor. Wobei hier nicht nur körperlicher (sexueller) Missbrauch, sondern auch und gerade finanzieller und emotionaler Missbrauch zur Sprache kommen soll.

Wenn die therapeutische Beziehung vom Therapeuten dazu benützt wird, dass er sich selbst besser fühlt (um sich selbst z. B. wissender, überlegen oder gebraucht zu fühlen), wird in gewisser Weise Ihr Vertrauen „missbraucht". Denn wenn Sie dem Therapeuten schon Ihr Vertrauen schenken, dann dafür, dass er Ihnen helfen wird. Nur darin besteht dieses

Arbeitsbündnis: dass er *Ihnen* hilft – und nicht umgekehrt; sonst handelt es sich um *emotionalen Missbrauch* (Fischer, 2011).

Falls Sie im Verlauf einer Therapie kein Vertrauen mehr zu Ihrem Therapeuten haben, dann sollten Sie das ansprechen, jedenfalls sofern Sie sich das zutrauen. *In einer professionellen therapeutischen Beziehung ist für jede Art von Gefühlen geeigneter Raum,* auch für derartige Zweifel. Sollten Sie sich nicht ernst genommen fühlen oder wenn Sie das Thema nicht ansprechen können, sprechen Sie mit Personen darüber, denen Sie vertrauen. Wenn das Vertrauensverhältnis nicht wiederhergestellt werden kann, sollten Sie einen Wechsel in Betracht ziehen.

*Finanzieller Missbrauch* besteht in gewisser Weise, wenn die Dauer der Therapie ausgedehnt wird, obwohl sie nicht den gewünschten Erfolg bringt. Wobei gerade dieses Kriterium schwer zu bewerten ist: Um das ganze Leben zu ändern, sind selbst drei Jahre eine kurze Zeit. Andererseits ist es sicher bedenklich, wenn sich auch nach einem Jahr noch „rein gar nichts" verändert hat. Grundsätzlich arbeiten Therapeuten daran, sich selbst überflüssig zu machen; Ihren Therapeuten zu „brauchen" sollte, auch wenn es Jahre andauern kann, ein Übergangstadium sein.

Aber nicht immer geht es um einen geldwerten Vorteil: Jeder Austausch von Leistungen (Putzen, Gartenarbeit) als Bezahlung wird leicht problematisch, weil dadurch unweigerlich zusätzlich zur therapeutischen Beziehung, eine andere Beziehung mit wiederum eigenen Interessen, Absichten und Erwartungen hergestellt wird („Mehrfachbeziehung'). Spätestens wenn die Interessen und Wünsche der verschiedenen Beziehungsebenen beginnen, miteinander zu konkurrieren, macht das die gemeinsame Arbeit in der Therapie jedenfalls nicht einfacher. Einfach und klar ist: Mit der Bezahlung des vereinbarten Honorars ist die Leistung abgegolten.

Jede Form sexuellen Kontakts oder des Angebots zu einem solchen Kontakt ist unprofessionell und ein Missbrauch der therapeutischen Beziehung. Während der Therapie eine Liebesbeziehung aufzunehmen (und auch danach, solange noch von einem einseitigen Gefälle in der Beziehung auszugehen ist), widerspricht den Zielen von Psychotherapie. Dem Therapeuten oder der Therapeutin gegenüber so etwas wie Liebe zu empfinden kommt zwar durchaus häufiger vor. – Würde der Therapeut die Liebe jedoch ernstlich erwidern, würde er die Therapie abgeben! Er würde sich aber nicht auf eine Liebesbeziehung einlassen. Tut er es doch, missbraucht er seine Position und das besondere Vertrauensverhältnis; das ist sicherlich keine Liebesbezeugung.

Nach § 174c StGB wird mit Freiheitsstrafe bestraft, wer sexuelle Handlungen an einer Person, die ihm zur psychotherapeutischen Behandlung anvertraut ist, unter Missbrauch des Behandlungsverhältnisses vornimmt oder an sich von ihr vornehmen lässt. Auch der Versuch ist strafbar und auch nach Beendigung der Therapie sind sexuelle Kontakte strafbar, jedenfalls solange das besondere Beziehungsverhältnis noch nachwirkt. – Viele Verbände haben eigene Ethikrichtlinien, die teilweise weit über die gesetzlichen Regelungen hinausgehen. Die Verantwortung für die Einhaltung dieser Regeln liegt in jedem Fall beim Therapeuten bzw. der Therapeutin, nicht bei Ihnen.

Welche Gefühle dem Therapeuten auch immer entgegengebracht werden, sei es nun Liebe oder blanke Wut: Es ist in jedem Fall Aufgabe des Therapeuten oder der Therapeutin, mit solchen Gefühlen angemessen umzugehen, und das heißt: keinesfalls die professionelle Distanz aufzugeben. Die beste Versicherung dagegen scheint immer noch zu sein: Vertrauen Sie auf Ihr Gefühl! Und falls Sie Zweifel haben, sprechen Sie es an, vertrauen Sie sich jemandem an. So vage dieser Hinweis auch ist.

Bei Fragen, inwieweit ein Vorgehen mit der jeweiligen therapeutischen Methode vereinbar ist, können Sie jederzeit mit einem entsprechenden Ausbildungsinstitut Kontakt aufnehmen. Bezüglich jeder Art von Grenzverletzung können Sie sich auch an den jeweiligen Berufsverband oder die zuständige Aufsichtsbehörde wenden (das ist entweder die Kassenärztliche Vereinigung oder die Psychotherapeutenkammer des jeweiligen Bundeslandes bzw. bei allen, die aufgrund der Heilpraktikererlaubnis praktizieren, das örtliche Gesundheitsamt). Im Falle körperlichen Missbrauchs finden Sie Unterstützung beim Gesundheitsladen in Köln (↗ http://www.gesundheitsladen-koeln.de oder Tel. 0221-32 87 24).

## 6.8 Die Dauer und das Ende der Therapie

Wie lange Ihre Therapie dauert? Oder anders gefragt: Wie lange es dauert, bis die Symptome sich legen bzw. bis eine Lösung für das Problem gefunden ist, dessentwegen Sie die Therapie aufgenommen haben? Man kann es nicht vorhersagen, die Dauer einer (erfolgreichen) Therapie ist hochindividuell. Sie hängt maßgeblich davon ab,
– um was für eine Problematik es geht (Art der Störung) und
– wie viel Sie daran verändern wollen (Therapieziel).

Meist ist der Auslöser, eine Therapie aufzunehmen, ein akutes Problem bzw. eine akute Krise. Manchmal genügt es, professionelle Hilfe in Anspruch zu nehmen, bis sich das Leben wieder einigermaßen normalisiert hat und die Krise bewältigt ist. Manchmal offenbart die Krise allerdings auch dahinterliegende Entwicklungsdefizite, und manchmal stellt sich eine Krise auch geradezu als das Ergebnis jahrelanger Verstrickungen heraus, deren Ursachen in der Persönlichkeitsstruktur selbst begründet liegen. Dann kann es durchaus sinnvoll sein, die Therapie nach Bedarf auszudehnen, um das eigene Verhalten auch langfristig zu verändern.

Dementsprechend hängt es also einerseits von der *Art der Störung* ab, wie rasch sich Veränderung einstellt oder eben nicht. Vielleicht beruhigt es Sie ja zu wissen: Falls es etwas Grundlegendes und Hartnäckiges ist, das man schon ein Leben lang mit sich herumträgt, dann mag man sich als Klient noch so sehr anstrengen und beeilen – kürzer, als die Therapie einer solchen Störung eben dauert, wird es nicht. Entwicklung braucht ihre eigene Zeit.

Zum anderen hängt es davon ab, ob Sie sich mit einer „kleinen Änderung" begnügen oder ob Sie „reinen Tisch" machen wollen. Es ist also zu unterscheiden zwischen der Therapie eines bestimmten *Symptoms* und, im Verhältnis dazu ist das ja ein regelrechter Rundumschlag: der Therapie der *Persönlichkeit*. Eine solche „Analyse" kann grundsätzlich mit jeder Methode geleistet werden (nicht nur mit der Psychoanalyse) – nur dauert es eben entsprechend länger als die Therapie eines begrenzten Symptoms.

„Je anspruchsvoller das Psychotherapieziel und je schwerwiegender und dauerhafter die seelische Problematik ist, umso länger wird die Psychotherapie dauern" (ÖBVP, 2009). Als Anhaltspunkte sei gesagt, dass im Rahmen einer ‚lösungsorientierten Kurzzeittherapie' bei manchen Symptomen (!) schon nach sechs Stunden eine maßgebliche Änderung eintreten kann und dass andererseits mancher Berufsverband (und wir reden nicht von Richtlinienverfahren) für die Akkreditierung von Therapeuten eine ‚Lehr-Therapie' von 150 Stunden verlangt.

Wenn die Therapie von der Krankenkasse bezahlt wird, hängt die Dauer vom Verlauf der Therapie und der bewilligten Anzahl von Stunden ab: Als *Kurzzeittherapie* wird seitens der Krankenkassen eine Therapie bis 25 Stunden bezeichnet, als *Langzeittherapie* alles, was darüber liegt. (Wenn eine Kurzzeittherapie in eine Langzeittherapie umgewandelt wird, dann werden die schon genehmigten Stunden allerdings auf die längere Therapie angerechnet.) Je nach therapeutischer Methode kann eine Langzeittherapie, zusätzlich zu den probatorischen Sitzungen, 40 bis 80 Stunden (Verhaltenstherapie) bzw. 25 bis 100 Stunden (Tiefenpsychologisch fundierte Psychotherapie) bzw. 80 bis 300 Stunden (Psychoanalyse), nötigenfalls aber auch mehr, sein.

Im Verlauf einer Therapie kann es sinnvoll sein, die Frequenz zu verändern: in Krisenzeiten womöglich mehrmals die Woche und gegen Ende, je mehr Sie „auf den eigenen Beinen stehen", vielleicht nur noch einmal im Monat. Im Idealfall ist eine Psychotherapie dann zu Ende,

> „wenn das Therapieziel erreicht ist und jene Probleme und Belastungen, die zur Psychotherapie geführt haben, bewältigt sind. Eine Psychotherapie kann aber auch dann zu Ende sein, wenn Psychotherapeutin bzw. Psychotherapeut und Patientin bzw. Patient erkennen, dass das Therapieziel nicht zu erreichen ist, oder auch, wenn der zu erreichende Fortschritt nicht mehr in einem entsprechenden Verhältnis zum Aufwand steht."
>
> (PsyOnline.at, 10.12.2013)

# Schlusswort | „Der Weg verläuft von hier zu dir ..."

> *„Da stehst du*
> *Wartest immer noch auf Rückenwind*
> *Und weißt schon längst nicht mehr*
> *Wo all die Wege sind*
> *...*
> *Trau dich weiter*
> *Du siehst irgendwann*
> *Der Weg verläuft von hier zu dir"*
>
> Alin Coen (*1982)

Informationen auf einem knappen Raum darzustellen bedeutet auch, auf die Diskussion, also auf das ausführliche Für und Wider zu verzichten. (Wer an den Grundlagen interessiert ist, für den mag das Literaturverzeichnis im Anhang deshalb eine Hilfe sein, sich tiefergehend zu informieren und sich selbst ein Bild zu machen.) Dennoch dürfte im Verlauf dieses Buches sichtbar geworden sein, dass es auch unter Fachleuten unterschiedliche Meinungen darüber gibt, was an einer Therapie wirklich „wirkt" und wie „sinnvoll" welche Methode letztlich ist.

Mit diesen unterschiedlichen Meinungen sind grundsätzlich verschiedene Haltungen der Diagnostik gegenüber verknüpft. So gibt es einerseits die Anschauung, dass es sinnvoll ist,
- von bestimmten Symptomen auf eine bestimmte Störung zu schließen, die mit bestimmten Techniken am besten zu beheben ist (an dieser Anschauung orientiert sich unser Gesundheitswesen mit seinem ‚Störungskatalog', mit ‚Richt-' und ‚Leitlinien');

und es gibt andererseits die Anschauung, dass es sinnvoll ist,
- die Symptome von der Erfahrung seelischer Verletzungen her zu denken (ein Grundgedanke der Traumatologie) und auf Methoden zu bauen, die in ihrem Vorgehen eher auf die Heilung der zugrundeliegenden Verletzung abzielen (was wiederum tiefenpsychologisch orientiert ist).

Vermutlich ist auch sichtbar geworden, dass ich persönlich mich mit der zweiten Haltung mehr identifiziere. Wobei „Heilung" ein großes Wort ist. Etwas vorsichtiger möchte ich von dem „Bestreben, Wachstum und Selbstheilung anzuregen", sprechen. Der Gedanke, dass auch das Heile und Ganze in uns enthalten ist (also ein Menschenbild, wie es den humanistischen Methoden eigen ist) und nicht erst von außen gegeben werden muss, hat für mich etwas mit Würde zu tun; und so groß die bestehenden Probleme auch sein mögen, diesen Gedanken erlebe ich im therapeutischen Prozess für beide Seiten als produktiv.

Zu guter Letzt bin ich persönlich davon überzeugt, dass sich Psyche und Körper nicht trennen lassen und dass eine solche Trennung eine mutwillige und keine sinnvolle Unterscheidung darstellt. Die Wahrnehmung des Körpers als Zugang zu den eigenen Gefühlen zu verwenden, das schafft, gerade im Unterschied zum oftmals so bestechlichen Verstand, therapeutische Möglichkeiten, die ja gerade die Richtlinienverfahren zurzeit von sogenannten „nicht anerkannten" Methoden zu lernen versuchen.

Da aber, für welche Methode auch immer, die therapeutische Beziehung grundlegend ist, halte ich es letztlich für das Wichtigste, dass Sie selbst davon überzeugt sind, dass die von Ihnen gewählte Methode helfen kann: „Wer heilt, hat recht." – Mit Ratschlägen sollte man vorsichtig sein, trotzdem will ich einen Versuch wagen: Wenn Sie zuerst eine Methode suchen und finden, die Ihnen zusagt, dann meine ich, ist die Wahrscheinlichkeit natürlich größer, dass Sie mit einer Therapeutin, die die entsprechende Methode ausübt, auf einer Wellenlänge liegen, als wenn Sie sozusagen „blind" in die nächste Praxis gehen, die Ihnen einen freien Platz anbietet. Freilich sind Enttäuschungen auch dann nicht immer zu vermeiden, aber die Trefferquote dürfte doch höher sein, und eben darum geht es doch: Jeder, der in unserem hochgerüsteten Gesundheitswesen Hilfe sucht und nicht findet, ist einer zu viel – und womöglich ja einer, dem woanders vielleicht hätte geholfen werden können.

Wie sehr dieses Gesundheitswesen auf marktwirtschaftlichen Prinzipien beruht und wie unmenschlich eine Umgebung ist, die auf solchen Prinzipien aufbaut, das spiegelt sich in den teilweise geradezu gegensätzlichen Inhalten des 3. und 5. Kapitels. Vielleicht ist ja nicht der einzelne Mensch, der mit dieser Welt nicht zurechtkommt, „verrückt", vielleicht ist ja die von Menschen geschaffene Welt „verrückt"? Und vielleicht ist es in weiten Teilen allein schon die Wertewelt einer therapeutischen Umgebung, die heilsam ist. Einer Welt, in der nicht Effizienz und Leistung, sondern Ihre ganz persönlichen Empfindungen und Gefühle plötzlich Bedeutung und: einen Wert bekommen. – Was leider nichts an der Tatsache ändern würde, dass einzelne Menschen unter der Welt „da draußen" leiden (und von diesen Leidenden wiederum gibt es, wie wir gesehen haben, gar nicht so wenige), während die Welt da draußen weniger zu leiden scheint. Oder um es mit einem indischen Sprichwort zu sagen: „Das Leben hat immer Recht." Gerechtigkeit ist ein menschliches Konstrukt und keine Wahrheit; so schwer das manchmal auch zu ertragen ist.

Trotzdem bin ich mir sicher, dass jeder, der unter dieser Welt leidet und von sich glaubt, nicht in diese Welt zu passen, gute Gründe dafür hat. Und ich glaube aber auch, dass es Wege für jeden und jede gibt, sich mit dieser Welt wieder mehr anzufreunden und einen guten Platz in ihr zu finden. In diesem Sinn will ich zum Schluss die in der Verzweiflung so häufig gestellte Frage, „Gibt es Heilung?" aufgreifen. Meinen Versuch einer Antwort möchte ich in drei Teile teilen: Ja, Heilung zum Beispiel in dem Sinn, dass es wieder Freude macht, morgens aufzustehen, die gibt es. Nein, Heilung in dem Sinn, dass die seelische Wunde ungeschehen gemacht wird, die gibt es nicht. Und drittens: Ein erreichbares Ziel kann aber sein, zu lernen, mit der Vergangenheit zu leben. Das geht, das ist möglich. Und im schönsten Fall kann es sein, dass Sie letzten Endes sogar gestärkt daraus hervorgehen.

> „C. G. Jung weist immer wieder darauf hin, dass wir mit Patienten nicht weiter kommen, als wir selbst gelangt sind. [...] Sich mit der existenziellen Angst und Ohnmacht des Patienten auseinanderzusetzen heißt, sich der eigenen Angst und Ohnmacht zu stellen [...]."
>
> (J. Seidler, 2011, S. 639)

Umgekehrt können wir daraus schließen: Am besten suchen Sie sich eine Therapeutin, der Sie zumindest zutrauen, sie könnte Ihnen einen Weg aus Ihren Problemen weisen. Und wenn sie Sie dann lediglich dabei begleitet, wie Sie Ihren eigenen Weg finden, umso besser. Sollten Sie sich zu einer Therapie entschließen, wünsche ich Ihnen also abschließend ein weiteres Mal und von Herzen: Möge die Übung gelingen.

# Dank

Im Zusammenhang mit diesem Buch danke ich Ernst Kiener für so viele Antworten; Georg Siebeck für „seinen" Karl Popper; Wolfgang Rommel für sein Verständnis vom menschlichen Körper; Daniela Schmid für ihr Verständnis von der menschlichen Psyche; Sabine Murra für entscheidenden Antrieb; Joachim Lerchenmueller und Sabine Besenfelder für freundschaftlichen Rat und ebensolche Tat; denen, die vertrauensvoll ihre persönliche Lebens- und/oder Therapiegeschichte mit mir geteilt haben; denen, die mich auf dem Weg hierher begleitet haben und ein Gegenüber für mich waren oder sind; und schließlich den vielen neugierigen Männern und Frauen, die ihre Erkenntnisse in Form von Büchern oder Seminaren an andere weitergeben und lehren. Denn auch wenn ich, was den therapeutischen Prozess angeht, manches am eigenen Leib erfahren habe, habe ich doch letztlich vor allem „gepuzzelt" und von anderen gelernt. Danke!

# Literaturverzeichnis

Alexander, Franz, French, Thomas M. et al. (1946): *Psychoanalytic Therapy: Principles and Application*. Ronald Press, New York.
Bauer, Joachim (2004): *Das Gedächtnis des Körpers. Wie Beziehungen und Lebensstile unsere Gene steuern*. Piper Verlag, München (16. Aufl. 2010).
Becker-Fischer, Monika (2012): Verletzung der sexuellen Abstinenz in Psychotherapien. *Psychotherapeutenjournal* 4/2012, Psychotherapeutenverlag, Heidelberg.
Berne, Eric (1967): *Spiele der Erwachsenen. Psychologie der menschlichen Beziehungen*. Rowohlt Verlag, Reinbeck (11. Aufl. 2010).
Blackburn, Elizabeth et al. (2010): Dynamics of telomerase activity in response to acute psychological stress. *Brain, Behavior, and Immunity*, Vol. 24/4, 5/2010. Elsevier.
BMFSFJ (2004): *Sexuelle Übergriffe in Psychotherapie, Psychiatrie und psychologischer Beratung*. Erstellt vom Institut für Psychotraumatologie e.V., Köln, für das Bundesministerium für Familie, Senioren, Frauen und Jugend, Berlin.
BMG, Österreich (2012): *Berufskodex für Psychotherapeutinnen und Psychotherapeuten*. Bundesministerium für Gesundheit, Wien.
— (2012): *Gesundheitsberufe in Österreich*. Bundesministerium für Gesundheit, Wien.
— (o. D.): *Patientinnen(Patienten)-Information über die in Österreich anerkannten psychotherapeutischen Methoden*. Wien (abgerufen am 10.12.2013).
BPtK (2011a): *Psychosoziale Faktoren entscheidend – NVL ‚Kreuzschmerz'*. Veröffentlichung der BundesPsychotherapeutenKammer. *Psychotherapeutenjournal*, 2011/1. Psychotherapeutenverlag, Heidelberg.
— (2011b): *BPtK-Studie zu Wartezeiten in der ambulanten psychotherapeutischen Versorgung*. BundesPsychotherapeutenKammer, Berlin.
Bucay, Jorge (2013): *Der innere Kompass. Wege der Spiritualität*. S. Fischer Verlag, Frankfurt a.M.
Buchner, Ulrich (2012): *Wenn Irre Irrenärzte werden*. Gütersloher Verlagshaus, Gütersloh.
BZgA: ↗ http://www.bzga.de, Bundeszentrale für gesundheitliche Aufklärung, Köln (abgerufen am 10.4.2012).
Coen, Alin (2010): Das Motto für den „Schluss" ist dem Liedtext von *Wer bist du?* entnommen. Erschienen auf der gleichnamigen CD.
Csikszentmihalyi, Mihaly (1992): *Flow. Das Geheimnis des Glücks*. Klett-Cotta, Stuttgart.
Damasio, Antonio R. (1995): *Descartes' Irrtum. Fühlen, Denken und das menschliche Gehirn*. Paul List Verlag, München (dtv, München 6. Aufl. 2001).
— (2000): *Ich fühle, also bin ich. Die Entschlüsselung des Bewusstseins*. Paul List Verlag, München (9. Aufl. 2011).
— (2011): *Selbst ist der Mensch. Körper, Geist und die Entstehung des menschlichen Bewusstseins*. Siedler Verlag, München (3. Aufl.).

DEGS-Studie (2012): *Die Gesundheit von Erwachsenen in Deutschland.* Robert Koch Institut, Berlin.
DESTATIS (2011): *Datenreport 2011. Ein Sozialbericht für die Bundesrepublik Deutschland,* Band I. Bundeszentrale für politische Bildung, Bonn.
— (2012): *Statistisches Jahrbuch 2012.* Statistisches Bundesamt, Wiesbaden.
DIPT: ↗ http://www.psychotraumatologie.de, Deutsches Institut für Psychotraumatologie, Köln (abgerufen am 26.11.2012).
Dörner, Dietrich (1989): *Die Logik des Mißlingens. Strategisches Denken in komplexen Situationen.* Rowohlt Verlag, Reinbeck.
Dörner, Klaus (2001): *Der gute Arzt. Lehrbuch der ärztlichen Grundhaltung.* Schattauer, Stuttgart (2. überarb. Aufl. 2003).
Dörner, Klaus & Plog, Ursula (1984): *Irren ist menschlich. Lehrbuch der Psychiatrie/ Psychotherapie.* Psychiatrie Verlag, Bonn (6. Aufl. 1990).
Donau-Universität Krems, Österreich (2012): *Psychotherapeutische Behandlung. PatientInneninformation.* Krems.
Dorcsi, Mathias (1986): *Homöopathie heute. Ein praktisches Handbuch.* Orac Verlag, Wien (Rowohlt Taschenbuch Verlag, Reinbek 1990).
DPtV (2010): *Wenn die Seele krank ist – Psychotherapie im höheren Lebensalter.* Deutsche PsychotherapeutenVereinigung e.V., Berlin.
Draaisma, Douwe (2012): *Das Buch des Vergessens. Warum Träume so schnell verloren gehen und Erinnerungen sich ständig verändern.* Verlag Kiepenheuer & Witsch, Köln (2. Aufl. Galiani Berlin, 2013).
EAP (2012): *Stellungnahme der EAP zur den Anträgen des DVP und BAPt an das Bundesministerium für Gesundheit.* Peter Schulthess für die European Association for Psychotherapy, Stäfa (Schweiz) 23.2.2012.
Elsenbruch, Sigrid (2011): Abdominal pain in irritable bowel syndrome: A review of putative psychological, neural and neuro-immune mechanisms. *Brain, Behavior, and Immunity,* 25/3, 03-2011. Reed Elsevier S.A.
Emerson, David & Hopper, Elizabeth (2012): *Trauma-Yoga. Heilung durch sorgsame Körperarbeit.* G. P. Probst Verlag, Lichtenau/Westf.
Feldenkrais, Moshé (1989): *Das starke Selbst. Anleitung zur Spontaneität.* Insel Verlag, Frankfurt a.M. (2. Aufl. 1990).
Finkielkraut, Alain (1987): *Die Weisheit der Liebe.* Carl Hanser Verlag, München – Wien.
Fischer, Gottfried (2011): *Psychotherapiewissenschaft. Einführung in eine neue humanwissenschaftliche Disziplin.* Psychosozial-Verlag, Gießen.
Fischer, Gottfried & Barwinski, Rosmarie (2013): *Quo vadis Psychotherapie? Ein Studium der Psychologie und Psychotherapiewissenschaft als ‚dritter Weg'* in: Psychotherapie-Wissenschaft, 1-2013. Verlag Schweizer Charta für Psychotherapie, Zürich. (Im angegebenen Zitat beziehen sich Fischer/Barwinski ihrerseits auf: Gottfried Fischer & Heidi Möller: *Psychodynamische Psychologie und Psychotherapie im Studiengang Psychologie. Vergangenheit – Gegenwart – Zukunft. Kritischer Kommentar zur Festschrift anlässlich des 100jährigen Jubiläums der Deutschen Gesellschaft für Psychologie DGPs.* Asanger, Kröning 2006.)
Fischer, Gottfried & Riedesser, Peter (1998): *Lehrbuch der Psychotraumatologie.* Reinhardt Verlag, München (4. aktualisierte u. erweiterte Aufl. 2009).

Fuchs, Thomas (2008/2009): *Das Gehirn – ein Beziehungsorgan. Eine phänomenologisch-ökologische Konzeption.* Kohlhammer, Stuttgart (2. Aufl. 2009).
GBE: ↗ http://www.gbe-bund.de, Gesundheitsberichterstattung hg. v. Statistisches Bundesamt, Bonn (abgerufen am 13.3.2012).
Gewirth, Alan (1990): Die rationalen Grundlagen der Ethik, in: *Ethik in den Wissenschaften. Ariadnefaden im technischen Labyrinth?* Hg. v. Klaus Steigleder & Dietmar Mieth. Attempto Verlag, Tübingen (2. Aufl. 1991).
Goldstein, Joseph (1999): *Vipassana-Meditation. Die Praxis der Freiheit.* Arbor Verlag, Freiamt (3. Aufl. 2009).
Gruen, Arno (1986): *Der Verrat am Selbst. Die Angst vor Autonomie bei Mann und Frau.* Deutscher Taschenbuch Verlag, München (13. Aufl. 2000).
— (1987): *Der Wahnsinn der Normalität. Realismus als Krankheit. Eine Theorie der menschlichen Destruktivität.* Deutscher Taschenbuch Verlag, München (16. Aufl. 2009).
Hanswille, Reinert & Kissenbeck, Annette (2008): *Systemische Traumatherapie. Konzepte und Methoden für die Praxis.* Carl-Auer-Systeme Verlag, Heidelberg (2. Aufl. 2010).
Harrer, Michael E.: ↗ http://www.achtsamleben.at, Michael Harrer, Innsbruck (abgerufen am 7.1.2014).
— (2014): ↗ http://www.achtsamleben.at (M. H. zitiert für die Definition von Spiritualität seinerseits Christian Zwingmann & Helfried Moosbrugger (Hg.): *Religiosität: Messverfahren und Studien zu Gesundheit und Lebensbewältigung.* Waxmann, Münster 2004.)
Harris, Thomas A. (1973): *Ich bin o.k. Du bist o.k. Wie wir uns selbst besser verstehen und unsere Einstellung zu anderen verändern können – Eine Einführung in die Transaktionsanalyse.* Rowohlt Verlag, Reinbek (1976).
HP-RL: *Richtlinien des Sozialministeriums zur Durchführung des Heilpraktikergesetzes (Heilpraktiker-Richtlinien – HP-RL) vom 21.11.2003.* Sozialministerium Baden-Württemberg, Stuttgart.
Huber, Ellis (2009): *Gesundheitssystementwicklung – Heilkunst und gesellschaftliches Wachstum.* Vortrag wiss. Fachtagung *Einmischung in die Zukunft.* Magdeburg 25.–27.3.2009.
Hüther, Gerald (2007): *Biologie der Angst. Wie aus Streß Gefühle werden.* Vandenhoeck & Ruprecht, Göttingen (8. Aufl. 2007).
ICD-10 (2012): *Taschenführer zur ICD-10-Klassifikation psychischer Störungen,* hg. v. Horst Dilling & Harald J. Freyberger. Verlag Hans Huber, Bern (6. überarb. Aufl. 2012).
Jaeggi, Eva (2011): *Zu heilen die zerstoßnen Herzen. Die Hauptrichtungen der Psychotherapie und ihre Menschenbilder.* Anaconda, Köln.
— (2012): Psychotherapieausbildung im Geiste der Wissenschaft. *Psychotherapeutenjournal* 4/2012. Psychotherapeutenverlag, Heidelberg.
KatHO (2012): Presseinformation vom 27.1.2012. Katholische Hochschule Nordrhein-Westfalen, Aachen.
Koeslin, Jürgen (2011): *Psychiatrie und Psychotherapie für Heilpraktiker.* Urban & Fischer, München, (3. vollständig überarb. Aufl. 2011).

Kolbe, Ines (2007): *Erotik und Sexualität in der therapeutischen Beziehung*. *Existenzanalyse*, 1/2007, Gesellschaft für Logotherapie und Existenzanalyse, Wien.

Kong, Augustine, et al. (2012): Rate of ‚de novo' mutations and the importance of father's age to disease risk. *Nature*, 488, 08-2012. Nature Publishing Group.

Krakow, Barry, et al. (2001): *Imagery Rehearsal Therapy for Chronic Nightmares in Sexual Assault Survivors With Posttraumatic Stress Disorder. A Randomized Controlled Trial,* American Medical Association (reprintet in: JAMA, Vol. 286, No. 5, 08-2001).

Kriz, Jürgen (1985): *Grundkonzepte der Psychotherapie. Eine Einführung*. Urban & Schwarzenberg, München.

— (2009): *Vielfalt in der Psychotherapie: Das Vier-Säulen-Modell.* Plädoyer, die internationale und stationäre Verfahrensvielfalt auch in deutschen Praxen wieder zuzulassen. Typoskript: (Veränderter) Vortrag anlässlich einer Veranstaltung des Berliner Bündnis für Psychische Gesundheit, Berlin 8.6.2009.

Kurtz, Ron (1994): *Hakomi. Eine körperorientierte Psychotherapie*. Kösel, München.

Kurtz, Ron & Prestera, Hector (1979): *Botschaften des Körpers. Body reading: ein illustrierter Leitfaden*. Kösel-Verlag, München (12. Aufl. 2011).

Levinas, Emmanuel (1989): *Die Zeit und der andere*. Felix Meiner Verlag, Hamburg (3. Aufl. 1995).

Levine, Peter A. (2011): *Sprache ohne Worte. Wie unser Körper Trauma verarbeitet und uns in die innere Balance zurückführt*. Kösel, München.

Linke, Detlef (1999): *Das Gehirn*. C. H. Beck, München (4. Aufl. 2006).

Lipton, Bruce H. (2008): *Intelligente Zellen. Wie Erfahrungen unsere Gene steuern*. KOHA-Verlag, Burgrain (6. Aufl. 2008).

Lowen, Alexander (1979): *Bioenergetik*. Rowohlt Verlag, Reinbek (2008).

Marlock, Gustl (2009): *Versuch über Selbstregulation*, in: *Körper – Gefühl – Denken*, hg. v. Manfred Thielen. Psychosozial-Verlag, Gießen (2. Aufl. 2010).

Marlock, Gustl & Weiss, Halko (Hgg.) (2006): *Handbuch der Körperpsychotherapie*. Schattauer, Stuttgart.

Meiss, Ortwin (2009): *In der Vorstellung verreisen*. Vortrag wiss. Fachtagung „Einmischung in die Zukunft". Magdeburg 25.–27.3.2009.

Meyer-Lindenberg, Andreas (2011): *Mechanismen der Wechselwirkung zwischen Genen des Gehirns und Umwelt*. Vortrag Internationale Konferenz „Neurobiologie der zwischenmenschlichen Beziehung". Freiburg 15.10.2011.

Mikich, Sonja, in Zusammenarbeit mit Jan Schmitt & Ursel Sieber (2013): *Enteignet. Warum uns der Medizinbetrieb krank macht*. C. Bertelsmann Verlag, München.

Mollica, Richard F. (2009): *Unsichtbare Wunden heilen. Wie traumatisierte Menschen inneren Frieden finden*. Südwest Verlag, München.

Moser, Tilmann & Pesso, Albert (1991): *Strukturen des Unbewußten. Protokolle und Kommentare*. Klett-Cotta, Stuttgart.

Miller, Peter (2012): Twin Secrets. Twins could reveal how genes and the environment interact to make us who we are. *National Geographic*, 1-2012, Washington D. C.

MWBO: *(Muster-)Weiterbildungsordnung 2003* in der Fassung vom 25.6.2010. Bundesärztekammer, Berlin.

ÖBVP, Österreich (2009): *Wenn die Seele Hilfe braucht. Psychotherapie hilft!* Österreichischer Bundesverband für Psychotherapie, Wien.
— (2010): *Was ist Psychotherapie? – Abgrenzung zur psychiatrischen und zur psychologischen Behandlung.* Von Dr. Norbert Chimani, Mag.a Sonja Hintermeier & Dr.in Eva Mückstein für den Österreichischer Bundesverband für Psychotherapie, Wien.
—: ↗ http://www.psychotherapie.at, Österreichischer Bundesverband für Psychotherapie, Wien (abgerufen am 10.12.2013).
Ofenstein, Christopher (2010): *Lehrbuch Heilpraktiker für Psychotherapie.* Elsevier, München.
Ogden, Pat, Minton, Kekuni & Pain, Clare (2010): *Trauma und Körper. Ein sensumotorisch orientierter psychotherapeutischer Ansatz.* Junfermann Verlag, Paderborn.
Piontek, Rosemarie (2009): *Mut zur Veränderung. Methoden und Möglichkeiten der Psychotherapie.* Balance buch + medien verlag, Bonn.
Popper, Karl R. (1984): *Auf der Suche nach einer besseren Welt. Vorträge und Aufsätze aus dreißig Jahren.* Piper Verlag, München (9. Aufl. 1997).
— (1994/1997): *Vermutungen und Widerlegungen. Das Wachstum der wissenschaftlichen Erkenntnis,* hg. v. Herbert Keuth. Mohr Siebeck, Tübingen (2. Aufl. 2009).
Popper, Karl R. & Eccles, John C. (1982): *Das Ich und sein Gehirn.* Piper Verlag, München (10. Aufl. 2008).
PsthG, Österreich: *Bundesgesetz vom 7. Juni 1990 über die Ausübung der Psychotherapie (Psychotherapiegesetz),* in der konsolidierten Fassung abgerufen am 7.3.2014. Bundeskanzleramt, Wien.
Psychotherapie Charta, Schweiz: *Standort der Psychotherapie – Ausbildung – Kriterien für die Mitgliedschaft.* Schweizer Charta für Psychotherapie, Chur 1991 (Revision 2012).
—: ↗ http://www.psychotherapiecharta.ch, Schweizer Charta für Psychotherapie, Chur (abgerufen am 30.12.12013).
PsyOnline.at: ↗ http://www.psyonline.at, bestNET Information-Service GmbH, Wien (abgerufen am 10.12.2013).
PsychThG: *Gesetz über die Berufe des Psychologischen Psychotherapeuten und des Kinder- und Jugendlichenpsychotherapeuten (Psychotherapeutengesetz – PsychThG)* in der Fassung vom 16.6.1998, zuletzt geändert am 6.12.2011. Bundesministeriums der Justiz, Berlin.
PsyG, Schweiz: *Bundesgesetz über die Psychologieberufe (Psychologieberufegesetz, PsyG)* vom 18.3.2011 (Stand am 1.9.2013). Bundesversammlung der Schweizerischen Eidgenossenschaft, Bern.
PsyV, Schweiz: *Verordnung über die Psychologieberufe (Psychologieberufeverordnung, PsyV)* vom 15.3.2013 (Stand am 1.4.2013). Schweizerischer Bundesrat, Bern.
PT-RL: *Richtlinie des Gemeinsamen Bundesausschusses über die Durchführung der Psychotherapie (Psychotherapie-Richtlinie)* in der Fassung vom 19.2.2009, zuletzt geändert am 18.4.2013. Gemeinsamer Bundesausschuss, Berlin.
PT-V: *Vereinbarung über die Anwendung von Psychotherapie in der vertragsärztlichen Versorgung (Psychotherapie-Vereinbarung)* in der Fassung vom 7.12.1998, zuletzt geändert durch Vertrag vom 30. Oktober 2007. Kassenärztliche Bundes-

vereinigung, Köln. (Der entsprechende Passus in Abschn. 5.4 ist Teil C, §11, Abs. 4 entnommen.)

Reddemann, Luise (2011): *Psychodynamisch Imaginative Traumatherapie PITT – Das Manual. Ein resilienzorientierter Ansatz in der Psychotraumatologie*. Klett-Cotta, Stuttgart (6., vollst. überarb. Aufl. 2011).

Revenstorf, Dirk (1982): *Psychotherapeutische Verfahren. Band I. Tiefenpsychologische Psychotherapie*. Verlag W. Kohlhammer, Stuttgart (2. überarb. u. erw. Aufl. 1994).

— (1982): *Band II. Verhaltenstherapie*. Verlag W. Kohlhammer, Stuttgart (3. überarb. u. erw. Aufl. 1996).

— (1983): *Band III. Humanistische Therapien*. Verlag W. Kohlhammer, Stuttgart (2. überarb. Aufl. 1993).

— (1985): *Band IV. Gruppen-, Paar- und Familientherapie*. Verlag W. Kohlhammer, Stuttgart (2. überarb. Aufl. 1993).

— (1999): *Wenn das Glück zum Unglück wird. Psychologie der Paarbeziehung*. C. H. Beck'sche Verlagsbuchhandlung, München.

— (2008): *Therapeutische Kompetenz und Methodenäquivalenz*. Typoskript: Vortrag, Symposium *Zukunft der Psychotherapie*. Berlin, 9.3.2008.

— (2013): *Körperpsychotherapie und die Integration in der Psychotherapie*, in: *Körper – Gruppe – Gesellschaft*, hg. v. Manfred Thielen. Psychosozial-Verlag, Gießen.

Richter, Philipp & Hebgen, Eric (2007): *Triggerpunkte und Muskelfunktionsketten in der Osteopathie und Manuellen Therapie*. Hippokrates Verlag, Stuttgart.

Röhr, Heinz-Peter (2005): *Narzißmus. Das innere Gefängnis*. Deutscher Taschenbuch Verlag, München (10. Aufl. 2011).

Roth, Gerhard (2003): *Aus Sicht des Gehirns*. Suhrkamp Verlag, Frankfurt am Main.

Roth, Niklaus (1986): *Nachwort*, in: *Das erste Jahr. Eine psychoanalytische Behandlung*, Tilman Moser. Suhrkamp Verlag, Frankfurt a.M. (2. Aufl. 1986).

Rüegg, Johann Caspar (2001): *Gehirn, Psyche und Körper. Neurobiologie von Psychosomatik und Psychotherapie*. Schattauer, Stuttgart (5. Aufl. 2011).

Sachsse, Ulrich & Sack, Martin (2011): *Die komplexe posttraumatische Belastungsstörung* in: *Handbuch der Psychotraumatologie*, hg. v. Günter H. Seidler, Harald J. Freyberger & Andreas Maercker. Klett Cotta, Stuttgart.

Sack, Martin (2010): *Schonende Traumatherapie. Ressourcenorientierte Behandlung von Traumafolgestörungen*. Schattauer, Stuttgart (2011).

Santorelli, Saki (2000): *Zerbrochen und doch ganz. Die heilende Kraft der Achtsamkeit*. Arbor Verlag, Freiamt (4. Aufl. 2011).

Schiepek, Günter (2009): *Entwicklung der systemischen Therapie*. Vortrag wiss. Fachtagung „Einmischung in die Zukunft", Magdeburg 25.–27.3.2009.

Schmidbauer, Wolfgang (1994): *Der neue Psychotherapieführer. Die wichtigsten psychotherapeutischen Methoden – Informationen und Tips für Interessierte und Betroffene*. Goldmann Verlag, München.

— (2012): *Die Geschichte der Psychotherapie. Von der Magie zur Wissenschaft*. F. A. Herbig, München (vollständig überarbeitete Neuausgabe von: *Vom Umgang mit der Seele. Therapie zwischen Magie und Wissenschaft*. Nymphenburger, München 1998).

Schmidt, Gunther (2005): *Einführung in die hypnosystemische Therapie und Beratung.* Carl-Auer-Systeme Verlag, Heidelberg.
Schnarch, David (2006): *Die Psychologie sexueller Leidenschaft.* Klett-Cotta, Stuttgart (6. Aufl. 2008).
Schneider, Eberhard (1996): *Wer bestimmt, was hilft? Über die neue Zahlengläubigkeit in der Therapieforschung. Eine Streitschrift.* Junfermann Verlag, Paderborn.
Schwartz, Richard C. (1997): *Systemische Therapie mit der inneren Familie.* Klett-Cotta, Stuttgart (5. Aufl. 2007).
Seidler, Günter H., Freyberger, Harald J. & Maercker, Andreas (Hgg.) (2011): *Handbuch der Psychotraumatologie.* Klett Cotta, Stuttgart.
Seidler, Julia C. (2011): *Spiritualität und traumatherapeutische Ansätze* in: *Handbuch der Psychotraumatologie,* hg. v. Günter H. Seidler, Harald J. Freyberger & Andreas Maercker. Klett Cotta, Stuttgart.
Shapiro, James A. (2005): *A 21st century view of evolution: genome system architecture, repetitive DNA, and natural genetic engineering* in: Gene, Vol. 345/1. Elsevier B.V.
— (2011): *Kognitive Aspekte der Funktion des Genoms.* Vortrag Internationale Konferenz *Neurobiologie der zwischenmenschlichen Beziehung,* Freiburg 15.10.2011.
Siegrist, Johannes, et al. (2012): *Job strain as a risk factor for coronary heart disease: a collaborative meta-analysis of individual participant data* in: The Lancet, 380 (9852), 10-2012. Reed Elsevier S.A.
Singer, Tania (2011): *Soziale Emotionen aus Sicht der Neurowissenschaften. Empathie und ‚Compassion'.* Vortrag Internationale Konferenz *Neurobiologie der zwischenmenschlichen Beziehung,* Freiburg 15.10.2011.
Slunecko, Thomas (Hg.) (2009): *Psychotherapie. Eine Einführung.* Facultas.wuv Universitätsverlag, Wien.
Smucker, Mervin, Reschke, Konrad & Kögel, Betty (2008): *Imagery Rescripting & Reprocessing Therapy. Behandlungsmanual für Typ I Trauma.* Shaker Verlag, Aachen.
Spiegel-Online (5.7.2012): *Psychologen-Mangel in Deutschland: Therapeut verzweifelt gesucht* von Jens Lubbadeh.
Spitzer, Manfred (2002): *Lernen. Gehirnforschung und die Schule des Lebens.* Spektrum Akademischer Verlag, Heidelberg (2003).
— (2012): *Digitale Demenz. Wie wir uns und unsere Kinder um den Verstand bringen.* Droemer Verlag, München.
Stierlin, Helm (2003): *Die Demokratisierung der Psychotherapie. Anstöße und Herausforderungen.* Klett-Cotta, Stuttgart.
Stiftung Warentest (2011): *Ergebnisse der Umfrage Psychotherapie: Therapie hat vielen geholfen* und *Psychotherapie: Welche Therapie hilft?* ↗ http://www.test.de, Stiftung Warentest, Berlin, (abgerufen am 14.10.2013).
Strauß, Bernhard (2010): *Risiken, Nebenwirkungen und Fehlbehandlungen in der Psychotherapie.* Kurzfassung eines Vortrags anlässlich des Landespsychotherapeutentag, Berlin 11.3.2010. (B. S. bezieht sich in dem angegebenen Zitat, oben Abschn. 5.1, seinerseits auf: J. Okiishi, M. J. Lambert, S. L. Nielsen & B. M. Ogles: Waiting for Supershrink: An Empirical Analysis of Therapist Effects. *Clinical Psychology and Psychotherapy,* 10/2003).

Strauß, Bernhard, Hautzinger, Martin, Freyberger, Harald J., Eckert, Jochen & Richter, Rainer (2010): Wie wissenschaftlich fundiert sind Entscheidungen des Gemeinsamen Bundesausschusses zur Psychotherapie? Methodenkritische Anmerkungen zur Stellungnahme des Gemeinsamen Bundesausschusses vom 24.4.2008 im Zusammenhang mit der Nutzenbewertung der Gesprächspsychotherapie bei Erwachsenen. *Psychotherapeutenjournal 2/2010*. Psychotherapeutenverlag, Heidelberg.

Stumm, Gerhard & Pritz, Alfred (Hgg.) (2000): *Wörterbuch der Psychotherapie*. Springer-Verlag, Wien (2. Aufl. 2009).

Südwestpresse (12.7.2012): *AOK rügt die Versorgung psychisch Kranker*. Südwestpresse, Ulm.

Thielen, Manfred (2009): *Säuglingsforschung – Selbstregulation – Körperpsychotherapie*, in: *Körper – Gefühl – Denken*, hg. v. ders. Psychosozial-Verlag, Gießen (2. Aufl. 2010).

Thielen, Manfred (Hg.) (2009): *Körper – Gefühl – Denken*. Psychosozial-Verlag, Gießen (2. Aufl. 2010).

— (2013): *Körper – Gruppe – Gesellschaft*. Psychosozial-Verlag, Gießen.

Tschuschke, Volker, Crameri, Aureliano, Koemeda, Margit, Schulthess, Peter, von Wyl, Agnes & Weber, Rainer (2009): *Psychotherapieforschung – Grundlegende Überlegungen und erste Ergebnisse der naturalistischen Psychotherapie-Studie ambulanter Behandlungen in der Schweiz (PAP-S)*. Typoskript (↗ http://www.psychotherapiecharta.ch/charta/de/publikationen/eigene-forschung), veröffentlicht in: Psychotherapie Forum, Vol. 17, No. 4. Springer, Wien/New York.

van der Kolk, Bessel A. (2012): *Einführung*, in: *Trauma-Yoga. Heilung durch sorgsame Körperarbeit* von David Emerson & Elizabeth Hopper. G. P. Probst Verlag, Lichtenau/Westf.

Verein für ambulante Psychotherapie: ↗ http://www.vap.or.at, Verein für ambulante Psychotherapie, Wien (abgerufen am 10.12.2013).

Vester, Frederic (2002): *Die Kunst vernetzt zu denken. Ideen und Werkzeuge für einen neuen Umgang mit Komplexität*. Deutscher Taschenbuch Verlag, München (5. Aufl. 2005).

Voderholzer, Ulrich, et al. (2012): Response und Non-Response in der stationären Psychotherapie depressiver Patienten. *Psychotherapeut*, Vol. 57/5. Springer.

Walendzik, Anke, et al. (2010): *Erhebung zur ambulanten psychotherapeutischen Versorgung 2010*. Universität Duisburg-Essen.

Watzlawick, Paul (1976): *Die psychotherapeutische Technik des ‚Umdeutens'* in: *Kurzzeittherapie und Wirklichkeit*, hg. v. Paul Watzlawick und Giorgio Nardone. Piper Verlag, München 1999 (2012); zuerst veröffentlicht in: *Successful Psychotherapy*, hg. v. J. L. Claghorn. Brunner/Mazel, New York 1976.

— (1992): Die Konstruktion klinischer ‚Wirklichkeiten'. *Kurzzeittherapie und Wirklichkeit*, hg. v. Paul Watzlawick & Giorgio Nardone. Piper Verlag, München 1999 (2012); zuerst veröffentlicht in: *The Evolution of Psychotherapie: The Second Conference*, hg. v. J. K. Zeig. Brunner/Mazel, New York 1992.

Watzlawick, Paul & Nardone, Giorgio (Hg.) (1999): *Kurzzeittherapie und Wirklichkeit*. Piper Verlag, München (2012).

Weber, Gunthard (2010): *Einschränkende Lebensmuster in Fülle verwandeln.* Familienaufstellungsseminare für Einzelne und Paare – Selbsterfahrung und Therapie. Wiesloch 2.–4.12.2010.
Weber, Gunthard, Schmid, Gunther & Simon, Fritz B. (2005): *Aufstellungsarbeit revisited. ... nach Hellinger?* Carl-Auer-Systeme, Heidelberg.
Weiss, Halko (2004): *Bewusstsein und Erfahrung. Wird die Neuropsychologie uns einen gemeinsamen Boden geben?* Typoskript: Hauptvortrag 15. Therapietage des Stuttgarter Zentrums für Verhaltenstherapie. Stuttgart 29.10.2004.
— (2006): *Das Erwachen des Zentaurs. Warum der Körper in einer bewusstseinsorientierten Psychotherapie nicht fehlen darf.* Überarbeitung eines Vortrags, Kongress „Bewusstsein und Psychotherapie – spirituelle und transpersonale Dimension einer Wissenschaft des Bewusstseins". Bad Kissingen 2006.
— (2013): *Zum Studium des Unbewussten über den Körper. Wie die sorgfältige Anwendung der ‚Achtsamkeit' einen verfeinerten Arbeitsmodus für die Körperpsychotherapie bereitstellt. Körper – Gruppe – Gesellschaft,* hg. v. Manfred Thielen. Psychosozial-Verlag, Gießen.
Weiss, Halko & Benz, Dyrian (1987): *Auf den Körper hören. Hakomi-Psychotherapie. Eine praktische Einführung.* Kösel, München.
Weiss, Halko, Harrer, Michael E. & Dietz, Thomas (2010): *Das Achtsamkeitsbuch.* Klett-Cotta, Stuttgart.
— (2012): *Das Achtsamkeits-Übungsbuch.* Klett-Cotta, Stuttgart.
Welter-Enderlin, Rosemarie & Hildenbrand, Bruno (Hgg.) (2006): *Resilienz – Gedeihen trotz widriger Umstände.* Carl-Auer-Systeme, Heidelberg.
Weymayr, Christian (2011): Der Optimierer (Helmut Hildebrandt und die ‚Gesundes Kinzigtal GmbH'). *brand eins,* 13. Jg., 11-2011. brand eins Medien AG, Hamburg.
Wilber, Ken (2001): *Integrale Psychologie. Geist/Bewußtsein/Psychologie/Therapie.* Arbor Verlag, Freiamt (3. korr. Auflage 2006).
Wirth, Ulrich & Schwartz, Hans-Joachim (2010): Editorial. *Psychotherapeutenjournal* 2/2010, Psychotherapeutenverlag, Heidelberg. (U. W. und H.-J. S. beziehen sich in dem angegebenen Zitat, Abschn. 4.11, ihrerseits auf: B. Strauß et al.: *Forschungsgutachten zur Ausbildung von Psychologischen Psychotherapeuten und Kinder- und Jugendlichenpsychotherapeuten* im Auftrag des Bundesministeriums für Gesundheit. Jena, 2009.)
Wolf, Benajir (2013): Wissenschaftliche Anerkennung und Perspektiven der Körperpsychotherapie. *Körper – Gruppe – Gesellschaft,* hg. v. Manfred Thielen. Psychosozial-Verlag, Gießen.
Wyl, Agnes von, Crameri, Aureliano, Koemeda, Margit, Tschuschke, Volker & Schulthess, Peter (2013): Praxisstudie ambulante Psychotherapie Schweiz (PAP-S): Studiendesign und Machbarkeit. *Psychotherapie-Wissenschaft* 1-2013, S. 6–22. Verlag Schweizer Charta für Psychotherapie, Zürich.

# Tipps zum Weiterlesen

### Beziehung zu sich selbst

Eine humorvolle Einführung in das, was man „psychologische Denke" nennen könnte, ist die *Anleitung zum Unglücklichsein* von Paul Watzlawick (1921–2007). Watzlawick ist Konstruktivist, Systemiker und ... – falls Sie es noch nicht kennen: einfach selbst lesen.
- Watzlawick, Paul: *Anleitung zum Unglücklichsein*. Piper Verlag, München 1983 (Piper Taschenbuch).

Ein wahrer Seelentröster ist Jorge Bucays *Komm, ich erzähl Dir eine Geschichte*. Bucay (*1949) ist Gestalttherapeut und Dichter und: Er ist einfach „einer von den Guten", mit einem großen Herz.
- Bucay, Jorge: *Komm, ich erzähl Dir eine Geschichte*. Ammann Verlag & Co., Zürich 2005 (Fischer Taschenbuch).

Um „harten Männern" die Existenz ihrer eigenen Psyche behutsam näher zu bringen, eignet sich Björn Süfkes *Männerseelen*. Einfühlsam und durchaus für beide Geschlechter geschrieben, darüber, wie „Männer so ticken ..."
- Süfke, Björn: *Männerseelen. Ein psychologischer Reiseführer*. Patmos, Düsseldorf 2008 (Goldmann Taschenbuch).

Wenn es um die Beziehung zu sich selbst geht (die ja eben grundlegend für die Beziehung zu anderen ist), ist Moshé Feldenkrais (1904–1984) eine unbestrittene Kapazität. Unter anderem war er in den 1970er Jahren am Esalen-Institut beschäftigt und hat seinerseits verschiedene therapeutische Schulen beeinflusst. Ein souveräner Führer auf dem Weg zu mehr Selbst-Kontakt und -Bewusstheit, wobei dem Begriff ‚Spontaneität' eine besondere Bedeutung zukommt.
- Feldenkrais, Moshé: *Das starke Selbst. Anleitung zur Spontaneität*. Insel Verlag, Frankfurt a.M. 1989 (Suhrkamp Taschenbuch).

Zum Thema „Psyche und Körper" ein fundierter und gut lesbarer Bericht über den relativ aktuellen Stand der Forschung (2004). Wer sich noch gar nicht mit der Thematik befasst hat, mag sich darauf gefasst machen, dass die Lektüre das bestehende Weltbild verändern könnte.
- Bauer, Joachim: *Das Gedächtnis des Körpers. Wie Beziehungen und Lebensstile unsere Gene steuern*. Piper Verlag, München 2004 (Piper Taschenbuch).

## Partnerschaft

Unter den unzähligen Ratgebern für den Umgang mit Krisen in der Partnerschaft kenne ich nur einen einzigen, den ich wärmstens empfehlen kann und den ich umso mehr empfehlen will: *Die geheimen Mechanismen der Liebe* von Dirk Revenstorf. Fundiert und mit Herz – wo sonst gibt es so etwas!?
- Revenstorf, Dirk: *Die geheimen Mechanismen der Liebe. 7 Regeln für eine glückliche Beziehung.* Klett-Cotta, Stuttgart 2008.

Eine Perspektive, die den Körper ins Bewusstsein rückt, ist die „Körpersprache". Samy Molcho kommt vom Theater her, ist ausgewiesener Fachmann für körperlichen Ausdruck und hat über Körper, Gefühle und Beziehung einiges zu sagen.
- Molcho, Samy: *Umarme mich, aber rühr mich nicht an. Körpersprache der Beziehungen. Von Nähe und Distanz.* Ariston Verlag, München 2009.

Wer tiefer, viel tiefer in die Thematik der Paar-Beziehung einsteigen möchte, wird bei David Schnarch gut beraten sein: *Die Psychologie sexueller Leidenschaft.* Wobei er die Sexualität lediglich als Ausgangspunkt dafür nimmt, den allgemeinen Zustand der Beziehung zu erkunden und den Begriff ‚Intimität' mit Bedeutung zu füllen. (Den deutschen Titel finde ich nicht ganz glücklich gewählt; der Originaltitel *Leidenschaftliche Ehe. Liebe, Sex und Intimität in Beziehungen, die den Gefühlen verpflichtet sind* ist vielleicht aussagekräftiger. Übers. T. N.) Achtung: Das Buch ist gleichzeitig für Fachleute geschrieben.
- Schnarch, David: *Die Psychologie sexueller Leidenschaft.* Klett-Cotta, Stuttgart 2006 (Piper Taschenbuch).

## Psychologie mit gesamtgesellschaftlichem Bezug

Gesamtgesellschaftliches gesehen aus der Sicht eines erfahrenen Psychotherapeuten ... Nicht zuletzt eine empfehlenswerte Lektüre für Eltern.
- Schmidbauer, Wolfgang: *Das kalte Herz. Von der Macht des Geldes und dem Verlust der Gefühle.* Murmann Verlag, Hamburg 2011 (Goldmann Taschenbuch).

Arno Gruen stellt einleuchtend den Bezug zwischen individuellen Schicksalen und gesamtgesellschaftlichem Kontext her; nicht unbedingt eingängig geschrieben, aber gehaltvoll.
- Gruen, Arno: *Der Verrat am Selbst. Die Angst vor Autonomie bei Mann und Frau.* Deutscher Taschenbuch Verlag, München 1986.

## Achtsamkeit

Für viele ist es sicherlich eine Hilfe, in die Achtsamkeitsmeditation eingeführt zu werden, deswegen besteht das *Achtsamkeitsübungsbuch* aus einer CD mit geführten Übungen und einem kleinformatigen Buch, in dem alles zum Thema Achtsamkeit knapp und präzise gewissermaßen „aus erster Hand" beschrieben ist.
- Weiss, Halko, Harrer, Michael E. & Dietz, Thomas: *Das Achtsamkeits-Übungsbuch*. Klett-Cotta, Stuttgart 2012.

Wer es ausführlicher und mit vielen praktischen Übungsanleitungen haben möchte ...
- Weiss, Halko, Harrer, Michael E. & Dietz, Thomas: *Das Achtsamkeitsbuch*. Klett-Cotta, Stuttgart 2010.

Wer es mit einem stärkeren Bezug zur buddhistischen Tradition haben möchte ...
- Goldstein, Joseph: *Vipassana-Meditation. Die Praxis der Freiheit*. Arbor Verlag, Freiamt 1999.

# Glossar zum Entschlüsseln von Praxisschildern

**Achtsamkeit** ist ein Bewusstseinszustand, in dem die gegenwärtige Erfahrung gleichzeitig erlebt *und* beobachtet wird. Als vom Buddhismus inspirierte Meditationstechnik geht Achtsamkeit über ein „aufmerksames", „behutsames" oder „vorsichtiges" Vorgehen, wie es oft verstanden wird, hinaus. (Vgl. Abschn. 2.17.1)

**Ärztlicher Psychotherapeut** ist ein Therapeut, der nach dem Medizinstudium eine Facharztausbildung als Psychiater, Psychosomatiker oder Neurologe absolviert hat; im Rahmen dieser Facharztausbildung hat er eine Psychotherapiemethode erlernt (entweder Psychoanalyse, Tiefenpsychologisch fundierte Psychotherapie oder Verhaltenstherapie). Er ist berechtigt, seine Leistungen mit den gesetzlichen Krankenkassen abzurechnen. (Vgl. Abschn. 4.3)

**Alle Kassen** lautet häufig die abgekürzte Aussage, dass es sich um eine → Kassenpraxis handelt. (Vgl. Abschn. 5.4)

**Analyse, Analytiker** weist auf die praktizierte Psychotherapiemethode, die → Psychoanalyse hin.

**Analytische Psychotherapie** → Tiefenpsychologisch fundierte Psychotherapie. (Vgl. Abschn. 2.3)

**Approbation, approbiert**, weist auf die Art der Berufserlaubnis hin. Approbiert sind ausschließlich ‚Ärztliche' und ‚Psychologische Psychotherapeuten' und in der Regel werden nur von ihnen durchgeführte Therapien auch von den gesetzlichen Krankenkassen übernommen. (Vgl. Abschn. 4.2)

**Aufstellungen** → Systemaufstellungen

**BDP** (Berufsverband Deutscher Psychologinnen und Psychologen) ist ein Berufsverband für Psychologen, der unter anderem die Interessen der → Psychologischen Psychotherapeuten vertritt. (Vgl. Abschn. 4.4)

**Beratung** ist, wie Coaching, der Definition zufolge keine Therapie und nicht dafür vorgesehen, Leiden von Krankheitswert zu lindern oder zu heilen. Während ein Berater zwar nicht „therapieren" darf, darf ein Psychotherapeut aber auch „beratend" (also: „nicht therapeutisch") tätig werden. (Vgl. Abschn. 4.6)

**Bioenergetik** ist eine Körperpsychotherapiemethode. Die Methode ist *humanistisch* orientiert und wird von den gesetzlichen Krankenkassen nicht übernommen. (Vgl. Abschn. 2.12)

**BPtK** (Bundespsychotherapeutenkammer) ist die Standesvertretung der → Psychologischen Psychotherapeuten auf Bundesebene (und ist damit die Entsprechung zur Bundes-Ärztekammer für die Ärzte).

**Coaching** → Beratung

**DFT** (Deutsche Fachgesellschaft für Tiefenpsychologisch fundierte Psychotherapie) ist ein Berufsverband für Therapeuten, die mit der → *Tiefenpsychologisch fundierten Psychotherapie* arbeiten. (Vgl. Abschn. 2.5)

**dgk** (Deutsche Gesellschaft für Körperpsychotherapie) ist der bundesdeutsche Dachverband für Therapeuten, die mit einer *körperpsychotherapeutischen* Methode arbeiten. (Vgl. Abschn. 4.1)

**DGSF** (Deutsche Gesellschaft für Systemische Therapie, Beratung und Familientherapie) ist ein Berufsverband für Therapeuten, die mit der *Systemischen Psychotherapie* arbeiten. (Vgl. Abschn. 2.10)

**DGVT** (Deutsche Gesellschaft für Verhaltenstherapie) ist ein Berufsverband für Therapeuten, die mit der *Verhaltenstherapie* arbeiten. (Vgl. Abschn. 2.6)

**Diplom-Psychologin** (Dipl.-Psych.) sagt zunächst nur etwas über das absolvierte Studium der Psychologie aus, aber noch nichts über die angewandte Methode. Eine Diplom-Psychologin arbeitet aufgrund der Heilpraktikererlaubnis (→ Heilpraktikerin für Psychotherapie) und kann ihre Leistungen nicht mit den gesetzlichen Krankenkassen abrechnen; bei Privaten oder Zusatzversicherungen hängt es vom jeweiligen Tarif ab, ob die Kosten getragen werden. (Vgl. Abschn. 4.5)

**Diplom-Pädagoge** (Dipl.-Päd.) sagt zunächst nur etwas über das absolvierte Studium der Pädagogik aus, aber noch nichts über die angewandte Methode. Des Weiteren siehe → Diplom-Psychologin. (Vgl. Abschn. 4.5)

**Diplom-Sozialpädagogin** (Dipl.-Soz.Päd.) sagt zunächst nur etwas über das absolvierte Studium der Sozialpädagogik aus, aber noch nichts über die angewandte Methode. Des Weiteren siehe → Diplom-Psychologin. (Vgl. Abschn. 4.5)

**DPtV** (Deutsche PsychotherapeutenVereinigung) ist ein Berufsverband für Psychologen, der die Interessen der → Psychologischen Psychotherapeuten vertritt. (Vgl. Abschn. 4.4)

**DVP** (Deutscher Dachverband für Psychotherapie) ist der bundesdeutsche Dachverband für Psychotherapeuten. (Vgl. Abschn. 4.1)

**EABP** (European Association for Body Psychotherapie) ist der europäische Dachverband für Therapeuten, die mit einer *körperpsychotherapeutischen* Methode arbeiten. (Vgl. Abschn. 4.1)

**EAP** (European Association for Psychotherapie) ist der europäische Dachverband für Psychotherapeuten. (Vgl. Abschn. 4.1)

**EMDR** (Eye Movement Desensitization and Reprocessing) ist eine Technik, die häufig in der Traumatherapie eingesetzt wird. (Vgl. Abschn. 2.17.3)

**Familienaufstellung** → Systemaufstellungen

**Familientherapie** bezeichnet in der Regel eine → Systemische Therapie.

**Gesprächspsychotherapie** → Klientenzentrierte Psychotherapie

**Gestalttherapie** ist eine Psychotherapiemethode. Die Methode ist *humanistisch* orientiert und wird von den gesetzlichen Krankenkassen nicht übernommen. (Vgl. Abschn. 2.8)

**GKV** (= Gesetzliche Krankenversicherung); im Spitzenverband der GKV sind die *gesetzlichen Krankenkassen* organisiert (z. B. AOK, Barmer, Betriebskrankenkassen usf.), im Unterschied zu den privaten Krankenversicherungen.

**Hakomi-Therapie** ist eine Körperpsychotherapiemethode. Die Methode ist *humanistisch* orientiert und wird von den gesetzlichen Krankenkassen nicht übernommen. (Vgl. Abschn. 2.15)

**Heilpraktiker** (HP) darf in eingeschränktem Rahmen Diagnosen stellen, Erkrankungen behandeln und Heilmittel verordnen (keine verschreibungspflichtigen Medikamente). Er ist berechtigt, Psychotherapie auszuüben, der Titel sagt aber für sich genommen noch nichts über die angewandte Methode aus. Diesbezügliche Leistungen werden von den gesetzlichen Krankenkassen nicht übernommen; bei Privat- und Zusatzversicherungen hängt es vom jeweiligen Tarif ab. (Vgl. Abschn. 4.5)

**Heilpraktikerin für Psychotherapie** (HP-Psych.) ist berechtigt, Psychotherapie auszuüben, der Titel sagt aber für sich genommen noch nichts über die angewandte Methode aus. Ihre Leistungen werden von den gesetzlichen Krankenkassen nicht übernommen; bei Privat- und Zusatzversicherungen hängt es vom jeweiligen Tarif ab. (Vgl. Abschn. 4.5)

**HP** → Heilpraktiker

**HPG, Psychotherapeut nach dem** (Heilpraktikergesetz), weist auf die Art der Berufserlaubnis hin, siehe → Heilpraktikerin für Psychotherapie.

**HP-Psych.** → Heilpraktikerin für Psychotherapie

**Humanistische Psychotherapie** ist ein Oberbegriff für verschiedene Methoden wie z. B. Klientenzentrierte Psychotherapie, Gestalttherapie usf.; auch die Körperpsychotherapiemethoden rechnen sich aufgrund der dahinterstehenden Haltung zu den humanistischen Verfahren. (Vgl. Abschn. 2.7)

**Hypnotherapie** ist eine Psychotherapiemethode. Die Methode ist im Grunde *humanistisch* orientiert, wird aber häufig auch innerhalb anderer Verfahren eingesetzt. Sie kann, wenn die ausführende Therapeutin mit der Kasse abrechnen darf, teilweise von den gesetzlichen Krankenkassen übernommen werden. (Vgl. Abschn. 2.9)

**Kassenpraxis** (= Niederlassung) bezeichnet im Unterschied zur → Privatpraxis, dass die therapeutische Leistung von den gesetzlichen und privaten Krankenkassen übernommen wird. Damit verbunden ist aber eine Einschränkung hinsichtlich der Methoden: Es handelt sich dann entweder um Psychoanalyse, Tiefenpsychologisch fundierte Psychotherapie oder Verhaltenstherapie; in Einzelfällen kann auch Hypnotherapie, Klientenzentrierte Psychotherapie oder Systemische Psychotherapie abgerechnet werden. (Vgl. Abschn. 5.4)

**Kinder- und Jugendlichenpsychotherapeutin** ist eine → Psychologische Psychotherapeutin, die nach dem Psychologie- oder Pädagogik- bzw. Sozialpädagogikstudium eine Psychotherapiemethode erlernt hat (entweder Psychoanalyse, Tiefenpsychologisch fundierte Psychotherapie oder Verhaltenstherapie) und auf die Behandlung von Kindern und Jugendlichen (bis 21 Jahren) spezialisiert ist. Sie ist berechtigt, ihre Leistungen mit den gesetzlichen Krankenkassen abzurechnen. (Vgl. Abschn. 4.4)

**Kinder- und Jugendpsychiater** ist ein Facharzt und → Ärztlicher Psychotherapeut, der auf die Erkennung und Behandlung psychischer, psychosomatischer und neurologischer Erkrankungen bei Kindern und Jugendlichen (bis 21 Jahren) spezialisiert ist. Er hat eine Psychotherapiemethode erlernt (entweder Psychoanalyse, Tiefenpsychologisch fundierte Psychotherapie oder Verhaltenstherapie) und kann vorwiegend psychotherapeutisch tätig sein, oder auch vorwiegend mit Arzneimitteln arbeiten. Er ist berechtigt, seine Leistungen mit den gesetzlichen Krankenkassen abzurechnen. (Vgl. Abschn. 4.3)

**KBT** → Konzentrative Bewegungstherapie

**KBV** (Kassenärztliche Bundesvereinigung) ist die Standesvertretung der → Ärztlichen Psychotherapeuten auf Bundesebene (und ist damit die Entsprechung zur Bundespsychotherapeutenkammer für die Psychologischen Psychotherapeuten).

**Klientenzentrierte Psychotherapie** (= Gesprächspsychotherapie) ist eine Psychotherapiemethode. Die Methode ist *humanistisch* orientiert und kann, wenn die ausführende Therapeutin mit der Kasse abrechnen darf, teilweise von den gesetzlichen Krankenkassen übernommen werden. (Vgl. Abschn. 2.7)

**Körperpsychotherapie** bezeichnet diejenigen Psychotherapiemethoden, die von vorneherein den Körper in die Arbeit einbeziehen (z. B. Bioenergetik, KBT, Hakomi usf.; vgl. auch Abschn. 2.12). Sie rechnen sich aufgrund der dahinterstehenden Haltung zu den *humanistischen* Methoden (vgl. Abschn. 2.7) und werden von den gesetzlichen Krankenkassen nicht übernommen.

**Körpertherapie** (= *Physio*therapie) ist z. B. Massage etc.; nicht zu verwechseln mit → Körper-*Psycho*therapie.

**Konzentrative Bewegungstherapie** (KBT) ist eine Körperpsychotherapiemethode. Die Methode ist *humanistisch* orientiert und wird von den gesetzlichen Krankenkassen nicht übernommen. (Vgl. Abschn. 2.13)

**Kurzzeittherapie** wird, in Abgrenzung zur längeren Analyse, die Therapie eines bestimmten Symptoms genannt. Die Dauer übersteigt, wenn sie von der Kasse finanziert wird, 25 Stunden nur selten. (Vgl. Abschn. 6.8)

**MBSR** (Mindfulness-Based Stress Reduction Program) bedeutet ‚Achtsamkeitsbasierte Stressreduktion'; MBSR beinhaltet von Yoga und von buddhistischer Meditation inspirierte Techniken, die einen bewussten Umgang mit körperlichen und psychischen Prozessen fördern. Siehe auch → Achtsamkeit. (Vgl. Abschn. 2.17.6)

**MEG** (Milton Erickson Gesellschaft) bezeichnet örtliche Ausbildungsinstitute für die Methode der Hypnotherapie. (Vgl. Abschn. 2.9)

**Niederlassung** ist eine → Kassenpraxis.

**Pesso-Therapie** (PBSP) ist eine Körperpsychotherapiemethode. Die Methode ist *humanistisch* orientiert und wird von den gesetzlichen Krankenkassen nicht übernommen. (Vgl. Abschn. 2.14)

**PITT** (Psychodynamisch Imaginative Traumatherapie) ist eine auf → Traumatherapie spezialisierte Technik. (Vgl. Abschn. 2.17.9)

**Privatpraxis** bezeichnet im Unterschied zur → Kassenpraxis, dass die therapeutische Leistung *nicht* von den gesetzlichen Krankenkassen übernommen wird (außer es handelt sich um eine ‚Ärztliche' oder ‚Psychologische Psychotherapeutin', dann können Sie die Therapie ggf. über das ‚Kostenerstattungsverfahren' abrechnen, vgl. Abschn. 5.5). Bei Privaten oder Zusatzversicherungen hängt es vom jeweiligen Tarif ab, ob die Kosten getragen werden.

**Psychiater** ist ein Facharzt und → Ärztlicher Psychotherapeut, der auf die Erkennung und Behandlung von psychischen Erkrankungen im Zusammenhang mit organischen Erkrankungen des Gehirns und der Nerven spezialisiert ist. Er hat eine Psychotherapiemethode erlernt (entweder Psychoanalyse, Tiefenpsychologisch fundierte Psychotherapie oder Verhaltenstherapie) und kann vorwiegend psychotherapeutisch tätig sein oder auch vorwiegend mit Arzneimitteln arbeiten. Er ist berechtigt, seine Leistungen mit den gesetzlichen Krankenkassen abzurechnen. (Vgl. Abschn. 4.3)

**Psychoanalyse** (PA) ist eine Psychotherapiemethode. Die Methode ist *psychodynamisch* orientiert, ist häufig gekennzeichnet durch eine lange Dauer und wird von den gesetzlichen Krankenkassen übernommen. (Vgl. Abschn. 2.2, 2.3 und 2.4)

**Psychoanalytiker** weist auf die praktizierte Psychotherapiemethode, die → Psychoanalyse hin.

**Psychologische Beratung** → Beratung

**Psychologische Psychotherapeutin** ist eine approbierte Psychotherapeutin, die nach dem Psychologiestudium eine Psychotherapiemethode erlernt hat (entweder Psychoanalyse, Tiefenpsychologisch fundierte Psychotherapie oder Verhaltenstherapie). Sie ist berechtigt, ihre Leistungen mit den gesetzlichen Krankenkassen abzurechnen. (Vgl. Abschn. 4.4)

**Psychosomatiker** ist ein Facharzt und → Ärztlicher Psychotherapeut, der auf psychische oder körperliche Krankheiten spezialisiert ist, die maßgeblich durch psychosoziale und psychosomatische Faktoren verursacht sind. Er hat eine Psychotherapiemethode erlernt (entweder Psychoanalyse, Tiefenpsychologisch fundierte Psychotherapie oder Verhaltenstherapie) und kann vorwiegend psychotherapeutisch tätig sein oder auch vorwiegend mit Arzneimitteln arbeiten. Er ist berechtigt, seine Leistungen mit den gesetzlichen Krankenkassen abzurechnen. (Vgl. Abschn. 4.3)

**Psychotherapeutin (HPG)** → Heilpraktikerin für Psychotherapie

**Somatic Experiencing** (SE) ist eine auf → Traumatherapie spezialisierte körperpsychotherapeutische Technik. (Vgl. Abschn. 2.17.10)

**Supervision** ist im Unterschied zur Therapie eine Form der → Beratung, die sich in der Regel auf einen beruflichen Zusammenhang bezieht. Es können Einzelpersonen, Gruppen und Teams supervidiert werden. Eine Supervisorin hat in der Regel eine zusätzliche Ausbildung absolviert, in der entsprechende Grundlagen und Fertigkeiten vermittelt werden.

**Systemaufstellungen** bezeichnen eine Technik, mit der oftmals erstaunlich rasch Erkenntnisse über Beziehungsverhältnisse gewonnen werden können. Die Qualität der angebotenen Leistung ist sehr unterschiedlich und muss, sofern sie nicht im Rahmen einer als Kassenleistung erbrachten Therapie stattfindet, privat bezahlt werden. (Vgl. Abschn. 2.17.12)

**Systemische Therapie** ist eine Psychotherapiemethode. Die Methode kann, wenn die ausführende Therapeutin mit der Kasse abrechnen darf, teilweise von den gesetzlichen Krankenkassen übernommen werden. (Vgl. Abschn. 2.10)

**Tiefenpsychologisch fundierte Psychotherapie** (TP) ist eine Psychotherapiemethode. Die Methode ist *psychodynamisch* orientiert und wird von den gesetzlichen Krankenkassen übernommen. (Vgl. Abschn. 2.5)

**Therapie** ist, per Definition, eine Behandlung mit dem Ziel, Leiden von Krankheitswert zu lindern oder zu heilen. Auch wenn die Grenzen oftmals fließend sind, unterscheidet sie sich dadurch von der Beratung oder dem Coaching.

**Transaktionsanalyse** (TA) ist eine Psychotherapiemethode. Die Methode ist *humanistisch* orientiert und wird von den gesetzlichen Krankenkassen nicht übernommen. (Vgl. Abschn. 2.11)

**Traumatherapie** bedeutet zumindest, dass die Therapeutin sich auf dieses Gebiet spezialisiert hat. Da eine regelrechte ‚Traumatisierung' ein anderes therapeutisches Vorgehen erfordert, als es gewöhnlich praktiziert wird, bedeutet die Spezialisierung in der Regel auch, dass die Therapeutin sich, zusätzlich zur methodischen Ausbildung, besonderes Wissen, Fertigkeiten und Techniken zur Behandlung eines *psychischen Traumas* angeeignet hat. Sofern Sie jetzt schon wissen, dass es um ein Trauma geht, empfiehlt es sich, von vornherein eine entsprechend ausgewiesene Therapeutin aufzusuchen. (Vgl. Abschn. 3.5 und 3.9)

**Verhaltenstherapie** (VT) ist eine Psychotherapiemethode. Die Methode ist *behavioristisch* orientiert und wird von den gesetzlichen Krankenkassen übernommen. (Vgl. Abschn. 2.6)

# Register

## A

Abstinenzregel   27
Abwertung   74
Achtsamkeit   42, **43f.**, 126
Achtsamkeitsbasierte Stressreduktion
  → Mindfulness-Based Stress Reduction Program
*Adler, Alfred*   28
Ärztliche Psychotherapeuten   87, **89ff.**, 99, 103, 105, 113
Affekt   26
Affektniveau, optimales   79
Aktualisierungstendenz   31
*Alexander, Franz*   57, 80
*Alexander, Frederick Matthias*   40
Albträume   47
Anale Phase → Entwicklungsphasen, kindliche
Analytiker → Psychoanalyse
Analytische Psychotherapie   26f.
Anamnese   58
Anspannung, grundsätzliche   64, 67
Anteile, psychische   25; siehe auch Ich-Zustände
Approbation   **87f.**, 89, 91, 95
Arbeit am Tonfeld → Tonfeldtherapie
Archetypen   27
Arousal   62
Assoziieren, freies   25
Ausbildung, methodische   23
Autonomie   38, 76

## B

Barrieren   42
*Bateson, Gregory*   35, 75
Bedarfsplanungsrichtlinie   109; siehe auch Wartezeit auf einen Therapieplatz
Bedürfnisse   31f., 63
– ~ des Motivationssystems   63
Behaviorismus   29
Beobachtertechnik   49
Beratung   95
*Berne, Eric*   37
*Bernheim, Hippolyte*   25
Berufsverbände, psychotherapeutische   86
Beziehung   35, 76, 127
– modellhafte ~   76, 137
– therapeutische ~   17, 19, 31, **76**, 104, 108, 121, 132f., 135
Bildschirmtechnik   49
Bindungsforschung   28, 62ff.
Bindungsperson, primäre   63
Bioenergetik   **38f.**, 60
Bioenergetische Analyse
  → Bioenergetik
*Blackburn, Elizabeth*   61
Borderline-Symptomatik   68
*Boyden-Pesso, Diane*   40
*Boyesen, Gerda*   39
*Breuer, Josef*   25, 56
*Bucay, Jorge*   76
Bundesministerium für Gesundheit (Österreich)   121

## C

*Caycedo, Alfonso*   49
*Charcot, Jean-Martin*   25
Coaching   95
*Coen, Alin*   143
corrective emotional experience
  → Erfahrung, korrigierende emotionale

## D

*Damasio, Antonio R.*   69, 73
*Damasio, Hanna*   69
Delegationsverfahren   91, 117
denken   55
Depression   101
*Descartes, René*   56
Desensibilisierung   30
*Deuser, Heinz*   42

deuten 25
Diagnose 36, 69, 99, 108, 110f.
Diagnostic and Statistical Manual of Mental Disorders 109
Diplom
- ~-Pädagogen 94f.
- ~-Psychologen 94f.
- ~-Sozialpädagogen 94f.
Distanz, professionelle 104, 125
double-bind 75
DSM → Diagnostic and Statistical Manual of Mental Disorders
Dyade 28

**E**

ego-images 37; siehe auch Ich-Zustände
ego-states → Ich-Zustände
*Einstein, Albert* 23
Einzeltherapie 123ff., 134
EMDR → Eye Movement Desensitization and Reprocessing
Emotion 71
Energetik 39
Entwicklungsphasen, kindliche 25, 39
Entwicklungspsychologie 65
Epigenetik 61
Erfahrung
- fehlende ~en 78; siehe auch Erfahrung, korrigierende emotionale
- frühkindliche ~en 62ff.
- Körper~ 129
- korrigierende emotionale ~ 80ff.
*Erickson, Milton H.* 34, 128
Erkrankung
- körperliche ~ → Psychosomatik; Stoffwechselstörung
- psychische ~ 21
Erleben 78
- inneres ~ 55
Erstgespräch 132
Esalen-Institut 32, 36
European Association for Psychotherapy 119

Eye Movement Desensitization and Reprocessing 46f.

**F**

Facharzt 89f.
Fachspezifikum (Österreich) 96
Familienaufstellung
→ Systemaufstellung
Familienskulptur → Systemaufstellung
Familientherapie 36, 115, 123f., 134; siehe auch Systemische Therapie
*Federn, Paul* 45
*Feldenkrais, Moshe* 32
*Ferenczi, Sándor* 80
*Finkielkraut, Alain* 77
*Fischer, Gottfried* 48
Flashback 67
*Frankl, Viktor* 75
Fremdregulierung 63
*Freud, Sigmund* 24ff., 56
*Fromm, Erich* 28, 44
fühlen 55

**G**

G-BA → Gemeinsamer Bundesausschuss
Gedächtnis
- autobiografisches ~ 69
- automatisiertes ~ 70
- deklaratives ~ 69
- implizites ~ 69ff.
- prozedurales ~ 70
Gefühl 69, 71, 127
- Gemeinschafts~ 28
- primäre ~e 71, 73
- sekundäre ~e 71
- Umgang mit intensiven ~en 44
Gegenerfahrung 41f.; siehe auch Erfahrung, korrigierende emotionale
Gemeinsamer Bundesausschuss 119
Genetik 60
Gesprächspsychotherapie
→ Klientenzentrierte Psychotherapie

Gestalt
- körperliche ~ 61
- ~psychologie 32f.
Gestalttherapie **32f.**, 44
Gesundheitspsychologen
 (Österreich) 97
Gewaltfreiheit 128
*Goodman, Paul* 32
Grundangst 28
Grundbedürfnisse 63
Gruppentherapie 112, 124f., 134

**H**
Hakomi-Therapie 32, **41f.**, 44, 60
Haltung, therapeutische 51, 104, 107, **125ff.**
Handlungsmöglichkeiten 17
*Harrer, Michael E.* 44
*Haynes, John Dylan* 56
Heilpraktiker **92f.**, 99
- ~erlaubnis 87f., 92f.
- ~ für Psychotherapie **93f.**, 100, 112
- ~gesetz 92, 119
Heilung 145
*Heller, André* 123
*Hellinger, Bert* 51
Holes-in-roles 41
Honorar, übliches
- ~ in Deutschland 133
- ~ in Österreich 117
- ~ in der Schweiz 119
*Horney, Karen* 28
HPG → Heilpraktikergesetz
HP-Psych. → Heilpraktiker für Psychotherapie
Hypnose 25, 33f.
Hypnotherapie **33ff.**, 111, 126
Hysterie 25

**I**
ICD → International Classification of Diseases
Ich-Zustände 37, 41, **45f.**, 49
Identifikation mit einem psychischen Anteil 44f.

IFS → Internal Family System
Imagery Rehearsal Therapy 47
Imagery Rescripting & Reprocessing Therapy 47
Individualpsychologie 28
Individualpsychologische Psychotherapie 28f.
Inkongruenz 32
Innerer Beobachter 44
Inneres Kind 45
Inneres Parlament 45
Instabilität 19
Internal Family System 45
International Classification of Diseases 109
Interventionen, psychotherapeutische 23
Introjekt 33
Intuition 44, 56
IRRT → Imagery Rescripting & Reprocessing Therapy
IRT → Imagery Rehearsal Therapy

**J**
*Jaeggi, Eva* 84, 106
*Jung, Carl Gustav* 26f., 56, 145

**K**
*Kabat-Zinn, Jon* 48
Kassenpraxis 105, 113
Kassenzulassung 105
KBT → Konzentrative Bewegungstherapie
Kernmaterial 42
Kinder- und Jugendlichenpsychotherapeutin 92, 94
Kinder- und Jugendpsychiater und -psychotherapeut 90
Kinzigtalprojekt 120
Klient 21
Klientenzentrierte Psychotherapie **31f.**, 44, 111, 119
Klinik
- psychiatrische ~ 124
- psychosomatische ~ 124
- Tages~ 124

Körper 22
- ~gedächtnis → Gedächtnis, implizites
- ~psychotherapie 38, **39**, 40f., 49, 59
- ~typenlehre 39
- ~wahrnehmung 44, 48, 56
Kognitive Therapie 30
Kommunikation 36f., 48, 127
Komorbidität 64
Kompensation 28
Komplex 26
komplexes posttraumatisches Belastungssyndrom 67
Konditionierung
- klassische ~ 30
- operantes Konditionieren 30
Konflikte
- Durcharbeiten von ~n 25
- innere ~ 26, 31, 126; siehe auch Ich-Zustände
Konsiliarbericht 111
Konstruktivismus 35
Kontakt 33, 40
Konzentrative Bewegungstherapie 40
Koregulierung 63
Kostenerstattungsverfahren **113f.**, 121
kPTBS → komplexes posttraumatisches Belastungssyndrom
*Kriz, Jürgen* 108, 119
*Kurtz, Ron* 32, 39, 41
Kurzinterventionen 120
Kurzzeittherapie 141
Kybernetik 35

**L**
Langzeittherapie 141
*La Rochefoucauld, François de* 55
Lebens- und Sozialberater (Österreich) 97
Leib 22
Leistungskatalog der Krankenkassen 109
Leitlinien 109

Lernpsychologie 29
*Levine, Peter* 49
*Libet, Benjamin* 56
Liebe 76, 82
Lösungsorientierte Kurzzeittherapie 47, 141
Logotherapie 76, **115**
loving presence 42
*Lowen, Alexander* 38
*Luborsky, Lesler* 108

**M**
*Marlock, Gustl* 64
MBSR → Mindfulness-Based Stress Reduction Program
Meditation 44, 48f.
Mehrdimensionale Psychodynamische Traumatherapie 48
Mehrebenenmodell menschlichen Erlebens 83
*Meiss, Ortwin* 35
Methoden
- Anerkennung von ~ 86, 106ff., 119
- Orientierung von ~ → Orientierung von Methoden
Minderwertigkeitsgefühl 28
Mindfulness-Based Stress Reduction Program 44, **48**
*Minton, Kekuni* 62, 129
Missbrauch in der Therapie
- emotionaler ~ 138
- finanzieller ~ 139
- sexueller ~ 139
missing experiences → Erfahrungen, fehlende
Mitgefühl 18, 31, 42, 76, 104, 128, 135
Monotrauma 67
*Moreno, Jakob L.* 32
MPTT → Mehrdimensionale Psychodynamische Traumatherapie
Musiktherapeutin (Österreich) 96
Muskelketten 61
Mutter, ausreichend gute 65

## N

Nachbeelterung 32, 78
Naturarzt (Schweiz) 99
Nebenwirkungen 135
Neopsychoanalyse 28, 44
Nervenarzt 89
Neuro-Linguistische Psychotherapie 49, 115
Neuro-Linguistisches Programmieren 48f.
Neurologe 90
Neurologie 34, **69ff.**
neuronale Netze 69f., 78, 80
neuronale Plastizität 70, 102
Neurosen 74
- ~lehre 65
NLP → Neuro-Linguistisches Programmieren
Notfälle 132

## O

Objektivierung (bei Wirksamkeitsstudien) 107
Österreichischer Bundesverband für Psychotherapie 104
*Ogden, Pat* 62, 129
Orale Phase → Entwicklungsphasen, kindliche
Orientierung von Methoden
- behavioristische ~ 30, 52, **126**
- humanistische ~ 31, 36, 52, 69, 106ff., **127**
- körperpsychotherapeutische ~ 39
- kunsttherapeutische ~ 43
- psychodynamische ~ 26, 52, **126**
- systemische ~ 36f., 52, 69, **127**
- tiefenpsychologische ~ 26, 53, **126**
*Ortega y Gasset, José* 105
Osteopathie 59

## P

Paartherapie 46, **123f.**, 134
*Pain, Clare* 62, 129
Palo-Alto-Gruppe 35
Panzerung, körperliche 38
PAP-S-Studie 107
*Pascal, Blaise* 11
Passung 108f., 121, 132ff.
Patient 21
PBSP → Pesso-Therapie
*Perls, Fritz S.* 28, 32, 44
*Perls, Laura* 32
Persönlichkeitsanteile → Ich-Zustände
- anscheinend normale ~ 46
- emotionale ~ 46
*Pesso, Albert* 40
Pesso-Therapie 40f.
Phänomenologie 107
Phallische Phase → Entwicklungsphasen, kindliche
Pharmakotherapie 91
*Pierrakos, John* 38
PITT → Psychodynamisch Imaginative Traumatherapie
*Popper, Karl R.* 82
Positivismus 107
posttraumatische Belastungsstörung **65f.**, 67
Privatpraxis 105, 112, 114
probatorische Sitzungen 111, 132
Projektion 33
Propädeutikum, psychotherapeutisches (Österreich) 96
provokative Interventionen 33, 47
Prozess, therapeutischer 135
PSY3-Diplom (Österreich) 96
Psyche 22, 82
Psychiater und Psychotherapeut 89
Psychiatrie-Entgeltgesetz 120
Psychoanalyse **24ff.**, 88, 111
Psychodrama 32
Psychodynamisch Imaginative Traumatherapie 49
Psychoedukation 77
Psychologen 91
Psychologengesetz (Österreich) 97
Psychologieberufegesetz (Schweiz) 97, 117
Psychologische Psychotherapeutin 87, **91f.**, 99, 103, 105, 109, 113
Psychopharmaka 91, 99, **101f.**

Psychosen 74
Psychosomatik 28, **56ff.**, 85, 99f.
Psychosomatiker und Psychotherapeut 89
Psychosomatose 57
Psychotherapeut
- eidgenössisch anerkannter ~ 98
- ~ nach dem HPG 94
Psychotherapeutengesetz (Deutschland) 88, 92, 94, 103
Psychotherapie; siehe auch Therapie
- ~ Charta (Schweiz) 119
- ~ fachgebunden 90
- ~gesetz (Österreich) 96
- ~wissenschaft 84
psychotraumatisches Belastungssyndrom 66
Psychotraumatologie 48, **65ff.**
PTBS → posttraumatische Belastungsstörung

**R**
*Rathenau, Walter* 85
RCT-Studien → Studien, quantitative
*Reddemann, Luise* 49
Rede-Kur 25
Regression 27, 81
*Reich, Wilhelm* 32, 38
Reparenting → Nachbeelterung
Repräsentation, neurologische 70
Reptilienhirn-Modus 73
Resilienz 49, 76
Resonanz 125
Ressourcen 44, 79
Retraumatisierung 79
*Revenstorf, Dirk* 30, 83, 109
Richtlinienverfahren 87, 109f., 113, 119; siehe auch Methoden, Anerkennung von
*Rogers, Carl* 28, 31, 44
*Rolf, Ida* 32
*Roth, Gerhard* 73
*Roth, Niklaus* 75, 121

**S**
*Sartre, Jean Paul* 13, 32
*Satir, Virginia* 35, 50
*Schiepek, Günter* 19
Schizophrenie 75
*Schmidbauer, Wolfgang* 58, 109
*Schmidt, Gunther* 45
*Schwartz, Richard* 45
Schweigepflicht 134
SE → Somatic Experiencing
Seele 22
*Seidler, Julia C.* 145
Selbst
- ~aktualisierungstendenz 82
- ~akzeptanz 44
- ~exploration 32
- ~regulation 64, 79, 81, 135
- ~transzendenz 76
- ~verantwortung 31, 127
- ~verwirklichung 31, 127
- ~wertgefühl 36, 127
sensumotorisches Erklärungsmodell 62ff.
Setting, therapeutisches 123
*Shapiro, Francine* 46
*Shapiro, James A.* 61
*Shazer, Steve de* 47
Shiatsu 59
Sigmund-Freud-Privatuniversität Berlin 84
Sinn 72, 74ff.
- sechster ~ 44
Somatic Experiencing 49
somatische Marker 71
somatopsychische Herangehensweise 57
Sophrologie 49
Sozialamt 112
Spiele (Transaktionsanalyse) 38
Spiritualität 27, 76, 84
stationärer Aufenthalt 124
Stimulation, bilaterale 46
Störung
- psychische ~ 21, 101f.
- somatoforme ~ 57; siehe auch Psychosomatik

Störungskatalog   109
Stoffwechselstörung   101
*Stolze, Helmuth*   40
*Strauß, Bernhard*   106, 120
Stress   61
Strukturaufstellung → System-
aufstellung
Studien
- qualitative ~   106
- quantitative ~   106
Suchterkrankungen   64
*Sullivan, Harry Stack*   28
Supervision   134
Symptom
- ~träger   36
- ~verschiebung   37
System
- ~aufstellung   37, **50f.**
- ~ der inneren Familie   45
- ~theorie   35
Systemische Therapie   34, **35ff.**, 110, 119

## T

TA → Transaktionsanalyse
Techniken, psychotherapeutische   23, 43
Therapie (hier: Psychotherapie)
- Dauer der ~   111, 140ff.
- Ende der ~   138, 142
- Form der ~   123
- Grenzverletzung in der ~   140
- Gründe eine ~ aufzunehmen   14
- Kontaktaufnahme zum Therapeuten   130f.
- Krisen in der ~   137f.
- Paar~ → Paartherapie
- ~ auf Krankenschein (Österreich)   116
- Spielregeln für die ~   133
- ~ziel   84, **140ff.**
- Wechsel des Therapeuten   138
Tiefenpsychologie   26
Tiefenpsychologisch fundierte Psychotherapie   **29**, 88, 111
Tonfeldtherapie   42f.

Trance
- hypnotische ~   34
- therapeutische ~   79
- ~ als Identifikation mit einem psychischen Anteil   46
Transaktionsanalyse   37f.
Trauma   49, **65ff.**, 75
- ~kompensatorisches Schema   68
- ~therapie   46, 48f., 79, 129
Traumdeutung   27
Triade (Kunsttherapie)   43
Triadisches Modell   74
Triangulierung   28
Triebe   25, 55
Trigger   72, 81
*Tschuschke, Volker*   107

## U

Überforderung   63, 66
Überhöhung   74
Überkompensation   28
Übertragung   25, 27
Unbewusstes   25, 27, 34
- kollektives ~   27; siehe auch Spiritualität
- wissendes ~   34
Unterbewusstsein   24, 126

## V

*Valéry, Paul*   56
*van der Kolk, Bessel A.*   79
Vegetotherapie   39
Verfahren, psychotherapeutische   23, **52**, 125; siehe auch Orientierung von Methoden
Verhalten
- angemessenes ~   16, 18, 31, 36, 45, 64, 72, 81
- neurotisches ~   74
- normal-neurotisches ~   74
- psychotisches ~   75
Verhaltenstherapie   **29f.**, 44, 88, 103, 106ff., 111, 119, 126
- Dritte Welle der ~   44
Vernunft   55, 69

Verordnung über die Psychologieberufe (Schweiz) 117
Verstrickungen 36
Vipassana-Meditation 44
Vorgehen
– direktives ~ 108, 126
– erfahrungsorientiertes ~ 129
– lösungsorientiertes ~ 36
– methodisches ~ 23

## W

Wahrnehmung
– ~ der Realität 17, 69, 72, **74f.**
– repräsentierende ~ 50
Warteliste 132
Wartezeit
– ~ auf einen Therapieplatz 105, 113, 121, 132
– ~ nach Beendigung einer Therapie 111
*Watkins, Helen* 45
*Watkins, John* 45
*Watzlawick, Paul* 34f., 121
WBP → Wissenschaftlicher Beirat Psychotherapie
*Weber, Gunthard* 51
*Weiss, Halko* 77
Welt des Klienten 34, 47, 121, 128
*Winnicott, Donald W.* 65, 75
Wirksamkeitsforschung **106ff.**, 137
Wirksamkeit von Psychotherapie 19, 77, 102, 104, 107, 135
Wissenschaftlicher Beirat Psychotherapie 119

## Y

Yoga 47ff.

## Z

Zen-Buddhismus 44
Zuwendung 63